ÉTUDE

SUR

LA GOUTTE SATURNINE

PAR

A. MARTIAL-DURAND,

Docteur en médecine de la Faculté de Paris

PARIS

V. ADRIEN DELAHAYE ET Cᵒ, LIBRAIRES-ÉDITEURS

PLACE DE L'ÉCOLE-DE-MÉDECINE.

1878

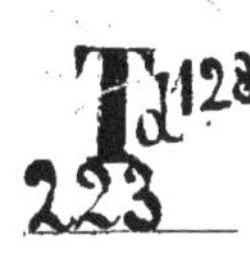

ÉTUDE

SUR

LA GOUTTE SATURNINE

ÉTUDE

LA GOUTTE SATURNINE

PAR

A. MARTIAL-DURAND,

Docteur en médecine de la Faculté de Paris.

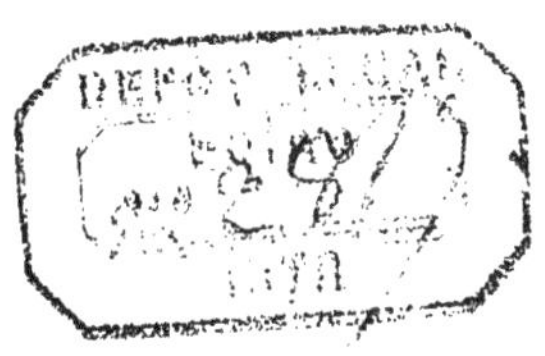

PARIS

V. ADRIEN DELAHAYE ET Cᵒ, LIBRAIRES-ÉDITEURS

PLACE DE L'ÉCOLE-DE-MÉDECINE.

—

1878

INTRODUCTION.

Pendant notre passage dans les hôpitaux de Paris, nous avons eu la bonne fortune, assez rare pour un étudiant, de pouvoir observer par nous-même sept cas de goutte. Nous avons profité de ces occasions pour étudier avec soin cette maladie si bien décrite tant de fois par les plus illustres médecins, et cependant encore si peu connue dans sa nature.

On sait combien la goutte est rare dans les classes ouvrières et par conséquent dans les hôpitaux; on ne la rencontre guère que dans deux catégories d'individus, les saturnins et les alcooliques. Des sept malades, en effet, que nous avons eu l'occasion d'observer, six étaient saturnins et le septième, ancien voyageur pour les vins, était alcoolique. Nous avons pensé qu'il pouvait être utile de publier ces faits nouveaux, et de signaler encore une fois la relation fréquente du saturnisme et de la goutte, signalée par Garrod et si bien décrite par M. le professeur Charcot.

Nous n'avons pas cru, cependant, pouvoir nous borner à une simple étude clinique, et élargissant le cadre de notre sujet, nous nous sommes proposé pour but, non pas de faire une étude complète de la goutte saturnine, mais de tracer un tableau aussi exact que possible de l'état actuel des idées sur cette question.

Nous nous sommes aperçu bientôt que c'était là une entreprise bien longue, bien difficile et bien délicate, car elle touche aux questions encore les plus controversées de la médecine. Sans nous décourager, nous avons poursuivi nos recherches, soutenu par un désir ardent de nous instruire, et si le travail que nous présentons aujourd'hui, bien digne d'une plume plus autorisée, n'est pas aussi complet et aussi exact que nous désirions le faire en commençant, nous osons encore espérer qu'il ne sera pas tout à fait inutile. Nous publions un certain nombre d'observations inédites, nous indiquons avec soin les principaux ouvrages qui ont été publiés sur la question, nous traitons enfin plusieurs points du sujet. Si nous parvenons, en fournissant ces quelques éléments, à contribuer à l'étude d'une maladie si intéressante, nous nous trouverons largement récompensé de nos efforts.

Notre prions notre maître, M. Aug. Ollivier, d'accepter le témoignage de notre vive reconnaissance, pour les nombreux et bons conseils qu'il a bien voulu nous donner.

Nous devons également remercier M. Lancereaux, pour les observations si intéressantes dont il a consenti à se défaire en notre faveur. Son obligeance, si connue, a contribué pour beaucoup à nous encourager dans nos recherches.

ÉTUDE

SUR

LA GOUTTE SATURNINE

CHAPITRE PREMIER.

HISTORIQUE : MUSGRAVE. FALCONER. TODD. GARROD.
MM. CHARCOT, OLLIVIER, BUCQUOY, LANCEREAUX, ETC.

La relation qui existe entre l'intoxication saturnine et
la goutte, semble avoir été entrevue par quelques auteurs
de la fin du dernier siècle et du commencement de celui-ci.
Elle se trouve mentionnée par M. Musgrave dans sa dis-
sertation sur l'arthritis symptomatique (1).

W. Falconer dans son *Essai sur les eaux de Bath*, publié
en 1772, dit que : « Les eaux de Bath sont de la plus
grande utilité dans le traitement des affections goutteuses qui succèdent quelquefois à la colique du Poitou, et
qui ont été observées et décrites par le Dr Musgrave et
depuis par le Dr Huxham. »

Les écrits d'Hillier-Parry (2) contiennent un tout petit

(1) De arthritide symptomatica. Genovœ, 1752, cap. x, art. 5, p. 65.
(2) Collections of the unpublished medica Writings of the late C. Parry.
London, 1825, t. I, p. 243.

chapitre daté de 1807, et portant ce titre : *Gout from lead* (Goutte par le plomb), dans lequel on rencontre le passage suivant : « J'observe qu'après la paralysie saturnine, des malades d'âge moyen, d'ailleurs auparavant bien portants, sont très-sujets à éprouver des accès de goutte dans les membres. M. C..., entre autres, a eu la goutte au pied, et il en a éprouvé quelque soulagement. »

Le Dr Barlow, en 1822, publie trois cas de goutte articulaire consécutive à la paralysie saturnine des avant-bras (1). Dans les remarquables leçons, faites par le Dr Todd, au collége des médecins de Londres, on trouve une observation, où l'on voit un peintre en bâtiments être atteint pour la première fois de goutte après avoir subi plusieurs attaques de colique de plomb, et éprouverpar la suite un nouvel accès de goutte au moment où il venait d'être délivré d'une nouvelle atteinte de colique saturnine (2).

Mais ces faits ne suffisent pas à attirer l'attention des observateurs et il faut arriver en 1854, pour voir signaler d'une manière bien positive, la coexistence fréquente du saturnisme et de la goutte. C'est incontestablement au Dr Garrod, que revient l'honneur, d'avoir fourni le premier des documents de quelque valeur, et appelé l'attention du monde médical sur l'influence que paraît avoir le plomb sur le développement de la goutte. Dans un premier et intéressant travail, lu devant la Société médico-chirurgicale de Londres, et publié ensuite dans les transactions de la même Société, Garrod fit ressortir, comme un fait curieux, qu'un bon nombre de goutteux de son service étaient saturnins. « Les professions, dit-il, ont été notées dans 33 cas, et il est vraiment singulier d'observer que 8 parmi eux, environ 25 pour 100, soient peintres ou plombiers, fassent usage du plomb dans leurs travaux, et aient été affectés d'intoxication saturnine » (1).

Garrod continua ses recherches, et constata bientôt que les peintres sont plus fréquemment affectés de la goutte que les ouvriers des autres professions, sans que rien dans leurs habitudes, en dehors du saturnisme, puisse expliquer leur aptitude particulière à devenir goutteux.

Sur un ensemble de cinquante et un goutteux, il rencontra 16 peintres, plombiers ou autres ouvriers exposés aux émanations plombiques, et encore dans ce chiffre ne sont pas compris les individus admis pour être traités d'une affection saturnine, et dont plusieurs avaient eu la goutte. (2).

L'attention des médecins, étant ainsi attirée sur ce point d'étiologie, les observations ne tardèrent pas à se multiplier.

Le Dr Burrows vérifie dans son service de l'hôpital Saint-Barthélemy, l'exactitude des faits avancés par Garrod.

En 1856, le Dr Bence Jones, dans une communication faite à la Société pathologique de Londres, et que nous rapportons dans ce travail, observe que les plombiers et les polisseurs de glaces sont particulièrement disposés à contracter la goutte (3).

Todd dans ses leçons cliniques de 1856, rapporte l'observation d'un cas de goutte développée chez un individu atteint de paralysie saturnine (4). Parmi les réflexions qui suivent cette observation, on remarque la phrase suivante : « Chez ce malade nous avons constaté un accompagnement fréquent de l'intoxication saturnine, c'est-à-dire la goutte.» Le même auteur, dans un ouvrage postérieur au précédent, signale les peintres en bâtiments au nombre des individus

(1) Médico-chirurgical transac, vol. XXXVII, 1854.
(2) Garrod. Traité de la goutte, trad. Aug. Ollivier, p. 309.
(3) The Lancet, p. 45, 1856. Voir page 64 de notre travail.
(4) Clinical lect. on Paralysis, etc. London, 1856.

de la classe ouvrière atteints de goutte qui fréquentent le plus souvent les hôpitaux de Londres, (1).

R. W. Falconer (2) et Begbie (3) produisent encore des faits confirmatifs.

C'est à M. le professeur Charcot, que nous devons le premier travail publié en France sur cette question. Après avoir passé longuement en revue, et discuté les travaux de Garrod et des autres auteurs anglais, il rapporte une très-intéressante observation de goutte saturnine. (V. page 68.)

La même année, notre maître M. Aug. Ollivier, dans son beau travail sur l'albuminurie saturnine, publiait une nouvelle observation. (Voir page 57.)

Dans les séances du 24 avril et du 27 mars, à la Société médicale des hôpitaux, eut lieu une brillante discussion à laquelle prirent part MM. Gubler, Potain, Bucquoy, Bourdon, etc. M. Bucquoy produisit deux nouvelles observations de goutte saturnine. (Voir p. 30 et 53.)

M. Potain présenta quelques considérations sur la coïncidence assez fréquente du saturnisme et de la goutte, et ajouta qu'à l'hôpital Necker il avait eu dans son service un goutteux chez lequel on ne pouvait rapporter la goutte qu'au saturnisme.

Le 4 juin 1870, M. Lancereaux présentait à la Société de biologie un nouvel exemple de goutte saturnine.

En 1871, à la Société de biologie, M. Charcot, à propos d'un rapprochement fait par M. Bouchard entre le saturnisme et l'hydrargyrisme, comme diminuant la quantité d'acide urique dans les urines, rappelle qu'il n'est point rare de voir la goutte consécutive aux accidents saturnins. En ces derniers temps, ajoute-t-il, il a eu sous les yeux deux goutteux

<hr>

(1) Diseases of the Urinary Orgas, sect. 15, on Gout, p. 400. London, 1857.

(2) R.-W. Falconer. British medical journal, 1861, p. 464.

(3) W. Begbie. Edinburg medical journal. August. 1862, p. 125.

chez lesquels l'hérédité ne paraît avoir joué absolument aucun rôle ; mais tous deux ont eu des accidents saturnins et y étaient constamment exposés par leur profession.

La goutte développée dans ce cas, ajoute M. Charcot, peut apparaître chez des individus encore très-jeunes (25 et 30 ans) avec un caractère de sévérité extrême ; elle est d'emblée chronique et se présente avec toutes les lésions de la goutte tophacée. Un des malades qu'il a eu l'occasion d'observer est mort à l'âge de 35 ans d'une encéphalopathie liée à l'albuminurie consécutive à la néphrite goutteuse.

Il termine en disant que ce fait et d'autres, signalés par Garrod, MM. Bucquoy, Potain, ne permettent point de douter que la goutte, dans un certain nombre de cas, ne doive être considérée comme consécutive à l'intoxication saturnine. On ne saurait d'autre part objecter contre cette manière de voir la rareté de la goutte dans les classes les plus exposées aux accidents saturnins. Il suffit d'admettre que la goutte soit comme l'encéphalopathie saturnine, par exemple, un accident relativement rare de cette intoxication.

Dans la même séance, M. Ollivier déclare qu'il a vu également deux cas de goutte chronique, développée chez un cérusier et un peintre en bâtiments. Ces deux ouvriers avaient eu auparavant divers accidents saturnins. Or il n'y avait jamais eu de goutteux dans leurs familles, et ils avaient toujours vécu avec sobriété.

En 1875, sous le titre de : « The Association of gout with plumbims, » Wilks publie trois nouvelles observations de goutte saturnine dans *Guy's hosp. Reports.*

Depuis de nombreux cas nouveaux ont été rapportés dans plusieurs thèses inaugurales.

En 1876, M. Halma-Grand faisait paraître ses considérations sur deux cas de goutte saturnine, et l'année dernière

M. Pouey, dans un excellent travail, produisait six nouvelles observations.

Nous rapportons nous-même un certain nombre de cas.

Il est vraiment curieux de remarquer que la goutte saturnine, qui semblait, il y a trois ans encore, une maladie très-rare, a été observée un grand nombre de fois depuis deux ans, et par des auteurs dont l'autorité n'est pas discutable (MM. Brouardel, Lancereaux, Lépine, Damaschino, etc.)

N'est-ce pas le cas de rappeler ce que disait M. Charcot dans son travail sur la goutte saturnine, en 1863 : « Combien de fois n'a-t-on pas vu un fait pathologique naguère réputé très-rare, ou même resté ignoré, devenir ensuite presque vulgaire, par cela seul qu'à un moment donné il a fixé l'attention des médecins ? »

CHAPITRE II.

EVOLUTION CLINIQUE. — CONDITIONS QUI PARAISSENT FAVORISER LE DÉVELOPPEMENT DE LA GOUTTE CHEZ LES SATURNINS : AGE, GENRE DE PROFESSION, ACCIDENTS SATURNINS ANTÉRIEURS, HÉRÉDITÉ, SAISONS ; OBSERVATIONS. — DESCRIPTION DU PREMIER ACCÈS. — TABLEAU DES DIVERSES ARTICULATIONS PRISES DANS LA PREMIÈRE ATTAQUE. — TROISIÈME ET QUATRIÈME ATTAQUES. — GOUTTE SATURNINE CHRONIQUE. — DE LA SYMÉTRIE DANS LES ATTAQUES ; OBSERVATION. — MANIFESTATIONS LARVÉES ET VISCÉRALES DE LA GOUTTE SATURNINE. — OBSERVATION.

La goutte saturnine, considérée au point de vue symptomatique, ne diffère pas essentiellement de la goutte normale.

Ces deux affections, différentes dans leur processus étiologique, sont cependant de même nature ; toutes deux sont engendrées par le même principe morbide, l'acide urique en excès dans le sang ; et que cet excès soit dû à une production exagérée ou à une rétention mécanique, la nature de la maladie ne saurait changer pour cela, les grands traits de l'affection doivent se retrouver dans l'une comme dans l'autre, elles ne sauraient varier que par un degré différent d'intensité dans leurs manifestations.

C'est, en effet, ce que prouvent les observations. Le début de la maladie, la physionomie des symptômes, le caractère des produits pathologiques, sont les mêmes, qu'on les considère dans la goutte saturnine ou dans la goutte ordinaire. Mais si empiétant sur le domaine de la pathogénie, nous considérons que la cause de la goutte saturnine est dans l'obstacle apporté à l'excrétion de l'acide urique par une altération rénale ; que la goutte normale, au contraire, est consécutive à la production exagérée de ce même acide urique, nous pouvons déduire *a priori* les différences qui doivent exister entre ces deux modes d'une même affection. Dans l'une il y a production exagérée d'acide urique, il est vrai, mais son accumulation dans le sang ne saurait être considérable, car son élimination se fait au fur et à mesure de sa production, par le rein encore intact, du moins dans la première période et l'état chronique dans ce cas ne sera constitué que le jour où une cause quelconque, une lésion du rein par exemple, viendra déterminer une accumulation plus grande et permanente du principe morbide. Dans la goutte saturnine le phénomène primordial étant le défaut d'une excrétion suffisante, il est évident qu'à défaut d'une élimination compensatrice, l'accumulation de l'acide urique dans le sang devra être assez considérable, la condition nécessaire de l'état chronique sera constituée pour ainsi dire d'emblée, et les phénomènes qui dans la goutte ordinaire ne se montrent que longtemps après le début de la maladie se montreront ici rapidement. Et, en effet, le passage plus rapide à l'état chronique, l'abondance des dépôts tophacés à une période encore peu avancée de la maladie, tels sont les deux principaux caractères qui différencient la goutte saturnine de la goutte vraie, considérées l'une et l'autre dans leur évolution clinique.

Nous allons essayer de rendre ces considérations plus claires en établissant par des faits d'observation et par des statistiques, quelques-uns des caractères de la goutte saturnine.

L'âge ne paraît avoir aucune influence sur le développement de cette affection, nous la voyons se produire à tout âge, depuis 25 jusqu'à 65 ans. Ainsi, sur 46 observations consignées dans ce travail la goutte saturnine a été observée :

  Avant 25 ans 4 fois dont 1 héréditaire.
De 25 à 30 ans 2 —
De 30 à 35 ans 9 — dont 1 héréditaire.
De 35 à 40 ans 4 —
De 40 à 45 ans 4 —
De 45 à 50 ans 4 —
De 50 à 55 ans 3 —
Au-dessus de 55 ans 2 —
    7 fois l'âge du début n'a pas été noté.
    1 avait eu 9 ou 10 attaques à 30 ans.
    1 avait eu 11 attaques à 30 ans.
    1 avait eu 4 ou 5 attaques à 38 ans.

D'après ce tableau, il semble que la goutte saturnine est plus fréquente de 30 à 35 ans. Il est bien difficile sans doute de dire si c'est là un effet de l'âge ou de toute autre cause. On sait que les peintres en bâtiments, qui fournissent le plus grand nombre de goutteux saturnins, commencent de bonne heure et presque tous au même âge leur apprentissage ; ne peut-on pas supposer qu'ils se trouveront ainsi, à peu près à la même époque, atteints des lésions nécessaires au développement de la goutte, et expliquer son apparition plus ou moins tardive par l'influence qu'ont, sur la marche de ces lésions, les habitudes de sobriété ou d'intempérance, de soins ou de malpropreté ? Ce ne sont là, bien entendu, que des hypothèses, nous les émettons pour bien montrer combien est difficile la solution d'un problème aussi complexe et combien sont nécessaires de nouvelles recherches ; le tableau suivant le prouve bien.

Nous avons fait une étude sur le temps écoulé entre le début de la profession et l'apparition de la goutte saturnine, et nous avons vu celle-ci survenir :

1 fois après   7 ans environ
4   —   13   —
1   —   18   —
1   —   22   —
1   —   25   —
1   —   31   —
3   —   41   —
1   —   48   —

C'est là une question à reprendre !

Un point beaucoup plus intéressant dans l'étude des conditions étiologiques, c'est le genre de profession. La goutte saturnine paraît jusqu'à présent, avoir une prédilection très-marquée, pour une certaine classe de saturnins ; nous voulons parler des peintres en bâtiments.

Le tableau suivant est assez significatif à ce sujet.

Sur 43 cas nous avons trouvé :

Peintres en bâtiments.	30
Employés aux fabriques de minium. .	1
Plombiers.	3
Cérusiers	2
Artiste peintre.	1
Ouvrier gazier.	1
Imprimeur.	1
Genre de professions omis.	4
	43

A quoi faut-il attribuer cette prédisposition particulière des peintres en bâtiments ? M. Pouey (1) a donné une explication, qui n'est probablement pas la seule qu'on puisse invoquer, mais qui n'est peut-être pas sans fondement. De fort bonne heure, dit-il, ils commencent leur apprentissage et durant tout le cours de leur existence ils restent exposés aux effets désastreux des composés du plomb dont ils font un constant usage. L'absorption se fait donc chez eux par petite dose et, de plus, l'intoxication est continue, progressive. Le plomb dans cette situation n'est pas entravé dans son œuvre de dégradation, et il poursuit ses effets à leurs dernières limites.

Beaucoup de cérusiers ne réalisent pas les mêmes conditions. Le personnel des fabriques se recrute souvent parmi les ouvriers sans travail réduits au chomage. Ces gens-là, affaiblis par les privations, se ressentent bien vite de l'insalubrité de leur nouveau métier. Un grand nombre y renoncent sur-le-champ, et il n'est pas rare de voir dans les hôpitaux des individus atteints de violentes coliques de

(1) Pouey. Thèse de Paris, 1877.

plomb, après quelques mois seulement de travail, quitter des fabriques de céruse, en se promettant bien de ne pas y revenir.

Hérédité. — « La goutte est très-rare chez les ouvriers cérusiers de Paris, dit M. Jaccoud, et dans les cas bien établis de goutte chez les saturnins, la simple coïncidence pourrait bien être en jeu. J'admets toutefois que les conditions nouvelles que crée dans les échanges nutritifs, l'apparition du saturnisme, peut favoriser l'explosion d'accidents goutteux chez un individu en puissance de goutte héréditaire, ou exagérer des phénomènes goutteux préexistants » (1). Nous pensons que M. Jaccoud restreint un peu trop le rôle du plomb dans le développement de la goutte. Les faits les mieux établis, les observations publiées par des médecins d'une autorité indiscutable, tels que MM. Charcot, Ollivier, Lancereaux, Bucquoy, Brouardel, etc., prouvent incontestablement que la goutte peut se développer chez des saturnins, qui ne sont nullement en puissance de goutte héréditaire, ni sous le coup d'une diathèse goutteuse antérieure à l'intoxication plombique. Nous publions 30 observations prises en France, et dans aucune on n'a pu retrouver d'antécédents héréditaires, ce qui n'est pas surprenant, si l'on considère la rareté de la goutte dans la classe ouvrière de notre pays. Dans 16 observations qui nous viennent d'Angleterre, trois fois seulement, la goutte était héréditaire ; on sait combien cette maladie est fréquente chez nos voisins, et cette proportion de 3 sur 16, n'a pas lieu de nous étonner.

La goutte apparaît bien rarement comme manifestation première de l'intoxication saturnine ; elle est presque toujours précédée et depuis longtemps de divers accidents,

____

(1) Jaccoud. Traité de path. int., 5e édit., t. II, p. 983.

Durand.

liséré, arthralgies, troubles cérébraux et surtout de coliques.

Un fait sur lequel nous croyons devoir insister tout particulièrement, c'est qu'un grand nombre de nos goutteux
saturnins ont présenté, antérieurement à leur première
attaque de goutte, soit des accès de dyspnée intense, des
vomissements, des névralgies, soit des troubles sensoriaux
tels qu'affaiblissement de la vision, de l'ouïe, perte de la mémoire, soit enfin et surtout des troubles cérébraux, principalement des vertiges, du délire et des convulsions. On
peut voir de pareils phénomènes dans nos observations III,
V, VIII, X, etc.

Le printemps et l'automne semblent favoriser particulièrement l'explosion de la goutte ; c'est du moins ce qui
semble ressortir de quelques observations. Mais jusqu'à ce
jour des recherches suffisantes n'ayant pas été dirigées dans
ce sens, c'est là un fait encore discutable ; nous nous bornons, pour le moment, à le signaler à l'attention des observateurs.

Nous regrettons aussi que les phénomènes prémonitoires
de l'attaque de goutte saturnine ne soient pas mieux signalés dans les observations ; il est probable, cependant,
qu'ils ne doivent pas différer de ceux de l'attaque de goutte
ordinaire.

Scudamore, dans un article intéressant (1), parle longuement des traumatismes, agissant comme cause excitante de la goutte ; il existe nombre d'exemples de frac-
tures, de luxations, de coup, de chutes, qui ont été suivis
d'accès de goutte. On peut en voir un cas dans l'observation suivante.

(1) Scudamore. Traité de la goutte. Paris, 1823, p. 149.

Observation I.

(Résumé d'une observation de M. Pinet (1).

R..., âgé de 34 ans, peintre en bâtiments depuis l'âge de 12 ans. Pas d'antécédents goutteux ; son père et sa mère se portent bien.

Jusqu'à 26 ans il a une santé des plus robustes. A cet âge, il ressentit pour la première fois une attaque de goutte dans le mois de décembre. Au milieu de la nuit, pendant son sommeil, il est pris tout à coup d'une violente douleur à l'articulation métatarso-phalangienne du gros orteil du pied gauche. Le lendemain, au jour, il constate que son articulation est rouge, gonflée, luisante, horriblement douloureuse. La durée de l'attaque est de quinze jours.

Après le siége de Paris, deuxième attaque absolument semblable à la première et de même durée.

Depuis lors, jusqu'en 1873, il éprouva quelques vertiges, des coliques ; il est sujet à la constipation.

Le 31 juillet, il est pris de coliques saturnines très-vives.

Le 2 mai 1874, en travaillant à la manufacture de Sèvres, il tomba d'une échelle et se contusionna fortement les deux jambes. Quelques jours après, il eut une attaque de goutte dans le gros orteil gauche. L'accès ne dura qu'une dizaine de jours. Il eut alors huit jours de répit, et, aussitôt après, une nouvelle attaque, d'une durée de dix à douze jours et d'une très-grande intensité.

Le 3 juillet, nouvelle attaque qui ne dure que quatre ou cinq jours seulement, mais d'une intensité considérable.

Le 23. L'orteil est encore un peu œdémateux et l'articulation un peu tuméfiée. A la partie supérieure de la face dorsale de l'articulation métatarso-phalangienne, on sent une petite tumeur dure, irrégulière, paraissant fixée aux parties sous-jacentes. C'est un dépôt de matière tophacée datant de quatre mois.

Depuis quelques années, la santé de R... est profondément altérée, trouble dans les idées.

Dans l'observation suivante on peut voir un cas du même genre : des coliques de plomb, et la goutte déterminée par une chute.

(1) Pinet. Thèse de Paris, 1874.

Observation II.

T. C..., âgé de 57 ans, exerce la profession de peintre en bâtiments depuis quarante-trois ans. Cet homme a mené joyeuse vie,
et s'est adonné à la boisson ; sa santé est restée bonne jusqu'à il y a
environ douze ans. A cette époque, il tomba d'un échafaudage et
bientôt après il fut pris de coliques de plomb. Alors la goutte se
déclara au gros orteil. Dans ces dernières années, les attaques ont
augmenté notablement de fréquence et d'intensité. Indépendamment
du gros orteil qui présente des dépôts considérables d'urate de soude
devenus superficiels, avec gonflement des veines avoisinantes, on
aperçoit encore sur les oreilles et autour d'un grand nombre de jointures, des concrétions également formées d'urate de soude, dont quelques-unes atteignent des dimensions considérables (1).

La première attaque de goutte survient presque toujours
pendant la nuit. Ce fait très-bien observé par Sydenham,
Scudamore, etc., est aussi vrai pour la goutte saturnine
que pour la goutte ordinaire. Le malade s'endort tranquil-
lement, mais après quelques heures de sommeil, il est réveillé tout à coup par une douleur atroce, occupant ordinairement un des gros orteils. Alors commence pour le
patient une de ces nuits horribles, dont il garde longtemps
le souvenir; impossible pour lui de sommeiller ; la douleur
va toujours en augmentant et devient bientôt intolérable ;
le malheureux cherche une position convenable pour sou-
lager sa souffrance, sans pouvoir jamais la trouver. Il com-
pare sa douleur à la sensation d'un clou qu'on enfoncerait
dans ses jointures ; au déchirement des chairs par de puis-
santes tenailles ; à la morsure d'un chien dont les dents lui
broieraient les os ; à une vigoureuse pression à l'aide d'un
étau. Ou bien il lui semble que c'est de l'eau, de l'huile
bouillante, du plomb fondu qu'il lui coule sur le pied (2).

(1) Garrod. Traité de la goutte, trad. Ollivier, p. 90.
(2) Ces détails sont empruntés à la belle description de Trousseau. Cliniques, t. III.

Les veines sous-cutanées de la région sont tuméfiées, l'articulation présente un gonflement considérable avec une rougeur vive de la peau ; celle-ci est luisante et rappelle l'aspect de la pelure d'oignon ; c'est quelque chose d'analogue à ce qu'on observe pour un abcès qui vient faire saillie sous le tégument externe en l'amincissant (Trousseau).

Si on passe, même légèrement, le doigt sur cette articulation, on provoque une atroce douleur que le malade ressent bien au delà du point affecté. Le contact des couvertures devient intolérable, le moindre bruit même exaspère les souffrances.

Enfin vers le matin, *sub galli cantu*, dit Sydenham, ces atroces douleurs finissent par se calmer, le malade peut goûter un instant de sommeil. Mais la nuit suivante ces douleurs reviennent aussi violentes que la nuit précédente, et ainsi pendant cinq, six, sept nychthémères.

La rougeur de l'articulation ne dure pas si longtemps, elle est remplacée après vingt-quatre ou trente heures par une teinte violacée ; l'œdème au contraire, qui existe autour du point affecté, augmente pendant encore cinq ou six jours, et ne disparaît qu'avec la crise.

L'attaque passée laisse pendant quelques jours un engourdissement pénible dans l'articulation, et la peau de cette région présente une légère desquamation.

En général, l'intensité du mouvement fébrile, en tant qu'elle est caractérisée par la fréquence et la force du pouls, l'accroissement de la chaleur cutanée, l'augmentation de la soif et l'inappétence, est tout à fait proportionnée à l'étendue et à la violence de l'inflammation locale (Garrod).

Telle est l'allure ordinaire de la première attaque de goutte saturnine. Mais il y a quelques particularités à noter. Tandis que chez la plupart des saturnins on voit l'accès de goutte survenir alors qu'ils ne souffrent d'aucune manifestation saturnine, comme dans les observations XXVII, XXVIII, etc.

Dans d'autres cas au contraire, on voit les accidents saturnins se dissiper sous l'influence de la médication ou de toute autre cause, et au moment ou le malade se croit débarrassé de son affection plombique, le premier accès de goutte éclate tout à coup ; il semble que dans ces cas, il y a une véritable substitution des phénomènes, on peut voir un cas semblable dans l'observation VI.

Voici deux observations bien intéressantes à ce titre :

OBSERVATION III.

(Résumé d'une observation recueillie par M. Lépine) (1).

Raisant R..., 33 ans, peintre en bâtiments, entre le 29 juin 1875 à Saint-Antoine, dans le service de M. Lépine.

Il exerce sa profession depuis l'âge de 11 ans. Très-sobre : jamais d'excès de boissons. Pas d'antécédents goutteux. Bonne santé jusqu'en 1869.

Cette année-là, première attaque de coliques saturnines.

Nouvelles attaques en 1874. La dernière attaque s'accompagna de délire et de convulsions. Depuis, affaiblissement des facultés, et diminution de la mémoire.

Le 29 juin 1875, nouvelle attaque de coliques. Douleurs névralgiques frontales avec rémissions et exacerbations. On prescrit de l'émétique en lavages : *les coliques et la céphalalgie disparaissent.*

Le 3 juillet, R... se plaint d'une violente douleur au gros orteil gauche. Cette douleur, semblable à une brûlure atroce, s'est déclarée subitement dans la nuit, réveillant le malade et l'empêchant de reprendre son sommeil.

Le malade n'a jamais éprouvé d'accident de ce genre.

A la visite on constate un gonflement du gros orteil, particulièrement au niveau de l'articulation métatarso-phalangienne, où la peau offre une coloration d'un rouge vif sur l'étendue d'une pièce de 2 francs environ. Élévation considérable de la température au tou-

(1) Voir l'observation complète in Pouey. Thèse de Paris, 1877.

cher ; douleur extrême à la palpation ; le poids des draps est insupportable.

La nuit suivante se passe bien.

4 juillet. Amélioration très-sensible. Le gonflement, la rougeur et la douleur ont beaucoup diminué. Le malade marche un peu. Urines des vingt-quatre heures, 170 grammes environ. (?)

Le 5. Gros orteil encore gonflé et un peu rouge. Douleur presque nulle.

Urines des vingt-quatre heures, 720 grammes ; elles sont brunes et contiennent de l'albumine.

Sorti le 6 juillet.

Le cas suivant n'est pas moins instructif.

OBSERVATION IV.

(Résumé d'une observation de M. Pouey. Loc. cit.)

Trochon G..., 37 ans, peintre en bâtiments, entre à la Pitié, service de M. Peter, le 24 mars 1877.

Coliques violentes. Douleur continue, exacerbante. Liséré noirâtr des gencives, odeur désagréable, appétit nul, constipation opiniâtre.

Crampes passagères dans les mollets. Albumine dans les urines.

Attaques de coliques semblables en 1873 et 1874 ; elles durèrent chacune huit jours. Deux attaques en 1875, celles-ci eurent une durée de quinze jours.

Pas de goutteux, ni graveleux dans sa famille.

Jamais il n'avait éprouvé lui-même aucune manifestation arthritique, douleurs articulaires, migraines, éruptions dartreuses, etc., quand il eut, en février 1876, une première attaque de goutte.

A cette époque, tandis qu'il ne souffrait d'aucune manifestation saturnine, il fut réveillé vers une heure du matin par une douleur lente du gros orteil droit. L'articulation devint très-rouge, gonflée, chaude et extrêmement douloureuse. Cette douleur persiste une semaine environ, toujours plus violente la nuit que le jour, et assez intense pour empêcher le sommeil. L'accès était terminé le dixième jour.

26 mars. Dans la nuit dernière, le malade a été réveillé par une très-vive douleur du gros orteil droit. L'articulation est rouge, tuméfiée et chaude : la peau est tendue et luisante, les veines du pied sont gon-

flées. La sensibilité de la région est telle qu'il suffit de passer légèrement la main sur les parties malades pour réveiller la douleur. Le moindre mouvement communiqué fait pousser des cris au malade. — Ouate et laudanum.

Les coliques ont disparu.

Le 27. Douleur mal limitée dans le pied gauche.

Le 30. La douleur du pied gauche n'existe plus ; celle du pied droit persiste moins violente. Cependant l'orteil est encore gonflé, rouge, douloureux.

Beaucoup d'albumine dans les urines.

Il est bon de faire remarquer que chez ce dernier malade les attaques antérieures de coliques duraient huit et quinze jours avec une intensité extrême, la dernière au contraire cède brusquement en vingt-quatre heures et avec la plus grande facilité à la médication prescrite, mais l'accès de goutte éclate immédiatement.

Nous avons dit encore que l'accès éclate presque toujours la nuit, mais il peut aussi se présenter le jour au milieu des occupations comme dans le cas suivant.

OBSERVATION V.

(Résumé d'une observation recueillie par M. Brouardel) (1).

S... (Pierre), 57 ans, peintre en bâtiments, entre à la Charité, service de M. Brouardel, le 20 juin 1871.

Mère morte du choléra ; le père a succombé à la suite de maladie. Ni frère ni sœur.

Variole à l'âge de 8 ans.

A 10 ans, pleurésie dont il a guéri parfaitement.

A cet âge, il commence son apprentissage de peintre.

Bonne santé jusqu'à 18 ans, où il a eu sa première colique, excessivement douloureuse, avec vomissements abondants et constipation opiniâtre. Durée : trois semaines.

---

(1) L'observation complète se trouve dans la thèse de M. Pinet. Paris, 1874.

Depuis lors, il a éprouvé quelques malaises, quelques coliques, sans être forcé d'interrompre son ouvrage.

Il y a sept ans, au mois d'octobre 1867, *pendant son travail*, il ressentit subitement une violente douleur dans le gros orteil droit; cherchant à se rendre compte de la cause de sa souffrance, il s'aperçut que cet organe était très-gonflé, rouge, luisant, la peau très-tendue. Le mal était si intense, qu'il fut obligé de cesser immédiatement son travail et de rentrer chez lui.

Après six semaines, la douleur et le gonflement disparurent presque subitement du gros orteil, en même temps que le genou du même côté se prenait de la même manière. Mouvements impossibles. Douze jours après le malade marchait. Mais bientôt mêmes phénomènes du côté gauche et du pouce du même côté. Enfin, les douleurs finissent par disparaître.

Il y a trois ans, le malade ressentit de nouveau des coliques saturnines, puis des douleurs articulaires qui se succédèrent à peu près dans le même ordre que la première fois. Ces douleurs ne disparurent pas complètement ; il s'en ressentit toujours, et à diverses époques jusqu'à ces derniers temps.

A son entrée actuelle à l'hôpital : douleur épigastrique, douleurs dans les deux pieds, les genoux ; vomissements, céphalalgie intense, constipation. Liseré plombique.

Deux ou trois jours après son entrée, les douleurs articulaires sont plus intenses : les orteils sont tuméfiés, œdémateux, rouges.

La douleur diminue dans les orteils, tandis que le genou gauche est envahi de nouveau. L'articulation est gonflée et très-douloureuse.

18 juillet. Mieux dans le genou ; douleurs erratiques dans les membres. Menace de goutte dans le pouce gauche.

Le 20. Ni douleur, ni gonflement dans les deux orteils ; desquamation.

Au début de l'attaque, la sérosité d'un vésicatoire fut soumise à l'expérience du fil. Nombreux cristaux d'acide urique.

Nous aurons l'occasion de revenir sur cette observation si intéressante à plusieurs points de vue.

Dans la première attaque de goutte ordinaire, il n'y a le plus souvent qu'un seul orteil de pris, et presque toujours le gauche. Nous avons recherché s'il en est de même dans la goutte saturnine ; voici le résultat de nos recherches :

Dans un gros orteil seul { indéterminé	9	fois.
gauche	6	»
droit	5	»
Dans le gros orteil gauche, puis le droit	4	»
— — droit, puis le gauche	1	»
Aux deux orteils	3	»
Dans l'articulation tibio-tarsienne { gauche	2	»
droite	1	»
Dans l'articulation tibio-tarsienne, puis le gros orteil	1	»
Genou	1	»
Pouce droit	1	»
Orteils, pieds, doigts	1	»
Les deux orteils et plusieurs grosses articulations	1	»
Orteil, genou, épaule, pouce gauches	1	»
Dans un grand nombre d'articulations	1	»

Nous croyons devoir rapporter ici le cas d'un malade que nous avons observé, et chez lequel, fait assez rare, la première attaque de goutte a non seulement affecté les deux gros orteils, mais aussi un certain nombre de grosses articulations, genoux, pieds, poignets.

Observation VI.

Auguste Robin, âgé de 37 ans, exerce la profession de peintre en bâtiments depuis sa jeunesse.

Il ne présente aucune prédisposition héréditaire à la goutte.

Au moment où nous l'observons (août 1877), le malade est profondément débilité ; sa peau est d'une teinte jaunâtre assez marquée. Il a un liséré gingival des mieux caractérisés. Il nous raconte qu'après avoir eu plusieurs attaques de coliques de plomb, il fut pris de faiblesse (?) dans les deux genoux ; celle-ci se prolongea pendant deux mois.

Le 13 septembre, il eut une colique de plomb très vive qui dura quinze jours, et immédiatement après le genou gauche devint rouge, gonflé et extrêmement douloureux. De là, l'attaque de goutte se porta presque simultanément à toutes les grosses articulations : pieds, genoux, poignets, épaules, présentant dans tous ces points les mêmes caractères que dans le genou gauche. Les petites articulations furent respectées, à l'exception des gros orteils qui, eux au contraire, étaient beaucoup plus pris et beaucoup plus douloureux que les autres articulations. Cette attaque ne dura pas moins de trois mois, et laissa Robin très-anémié. Après six mois de repos, il reprit son métier de peintre. Il éprouvait souvent de légers accès qui lui faisaient suspendre son travail pendant sept à huit jours.

Au mois d'août 1873, il eut une attaque très-violente qui dura trois mois, comme la première. Les grosses articulations étaient rouges, gonflées et excessivement douloureuses, mais, cette fois-ci, les grosses articulations ne furent pas seules envahies, les petites jointures des mains et des pieds présentent également tous les caractères de l'attaque de goutte. Après la guérison, il garda même une déformation très-marquée de l'articulation de la première et de la seconde phalange du médius gauche, de sorte que son doigt ankylosé avait la forme d'un fuseau. Il continua son métier, ayant de légères crises de temps en temps, jusqu'en septembre 1876. A ce moment, il eut une attaque de dix jours.

L'attaque actuelle a commencé vers le 1er août 1877 par les articulations métacarpo-phalangiennes de la main gauche ; au bout de huit jours, le gonflement, la rougeur et la douleur disparaissaient, mais l'articulation métacarpo-phalangienne du médius droit était subitement atteinte : nous constatons à ce niveau une plaque goutteuse de la largeur d'une pièce de 5 francs ; cette plaque est d'un rouge sombre, saillante, excessivement douloureuse ; vers elle semblent converger toutes les veines de l'avant-bras, gonflées et distendues. Après quinze jours, l'attaque abandonne cette articulation en y laissant une déformation assez considérable qui inquiète le malade, et se porte aux petites articulations des phalanges de la main gauche.

Depuis deux ans, fait remarquer le malade, la goutte a de la tendance à abandonner les grosses articulations pour les petites ; voici deux ans, dit-il, que les genoux et les cou-de-pieds n'ont pas été pris, tandis que depuis cette époque les petites articulations ont été continuellement atteintes.

Les urines sont albumineuses.

Le malade, traité par le salicylate de soude, peut reprendre son travail au mois de septembre.

La seconde attaque de goutte saturnine ne se fait pas attendre bien longtemps, elle se montre très-souvent après six, sept, dix mois seulement. Elle a du reste, absolument les mêmes caractères que la première, mais avec quelques tendance à la généralisation. Il n'est pas rare, en effet, de voir dans cet accès, non-seulement les deux orteils pris, mais encore le genou, le coude ou le poignet etc.

Ces phénomènes sont encore plus manifestes lorsque le malade est alcoolique ou héréditaire comme dans les cas suivant :

OBSERVATION VII.

(Empruntée à Garrod).

Chas. Fletcher, 35 ans. Son père et sa mère ont souffert de goutte ou de rhumatisme, ainsi que le père et tous les frères de sa mère. Etat général assez bon, excepté depuis la présente affection. Régime modéré, environ deux pintes de porter par jour. La première attaque de goutte, qui date de un an et trois mois, a commencé par le pied gauche. La seconde attaque (actuelle) a débuté par le coude gauche et les doigts, puis dans les deux pieds, dans le genou droit et l'index droit. Par une ponction on a retiré de l'articulation du médius enflammé depuis quatre jours un liquide mêlé à de l'urate de soude. On remarque des concrétions d'urate de soude dans les cartilages de l'oreille gauche et sur le médius. Le sang contient en abondance de l'acide urique. Le liquide d'un vésicatoire placé sur la poitrine donne une quantité modérée d'acide urique (1).

La troisième attaque revient peu de temps après la seconde, et on la voit souvent atteindre un grand nombre d'articulations. Il est assez fréquent aussi de voir dans l'intervallo des trois premiers accès, non pas une rémission complète des accidents, ce qui est plus ordinaire dans la goutte normale, mais une suite de petits accès à forme bénigne, pour ainsi dire. Ces accès ne sont ni assez tenaces ni assez douloureux pour tenir le malade au lit, mais ils

(1) Garrod. Medico-chir. transac., 1854, vol. XXXVII.

peuvent empècher tout travail pendant deux ou trois jours. On‿ peut voir des exemples de ce genre dans les observations XXXIII, XXXVII.

Avant de passer à l'étude du quatrième accès et de l'état chronique de la goutte saturnine, nous devons dire quelques mots de certaines particularités qui appartiennent plutôt à l'état aigu.

Un fait assez curieux, et qui n'appartient pas seulement à la goutte saturnine, mais aussi bien à la goutte ordinaire, c'est dans quelques cas, la marche symétrique de l'attaque, considérée dans son siége. Voici un exemple : Un malade est pris d'un accès de goutte dans le gros orteil gauche, au bout de deux ou trois jours la douleur cesse dans ce point et passe dans le genou, la hanche. puis dans l'épaule, le poignet, le pouce, toujours du même côté, suivant ainsi une marche régulièrement ascendante. La crise peut s'arrêter là, et n'affecter qu'un seul côté; mais on peut voir aussi l'attaque de goutte quitter le pouce gauche, passer dans le gros orteil droit, et reprendre de ce côté une marche ascendante semblable à celle du côté gauche.

Voici un exemple de cette symétrie.

OBSERVATION VIII.

(Résumé d'une observation de M. Pouey. Loc. cit).

Pierre Samson, 58 ans, entre le 6 mars 1876 dans le service de M. Peter.

Homme vigoureux, bien constitué. Peintre en bâtiments depuis l'âge de 8 ans, se sert souvent d'oxyde de zing au lieu de céruse. Coliques de plomb légères à 25 ans. Depuis cette époque, tous les trois ou quatre mois (quand il emploie la céruse) il a des coliques. Sujet aux maux de tête ; céphalalgie frontale ; sentiment de constriction aux tempes. Depuis 7 ou 8 ans, il a souvent des vertiges accompagnés de vomissements. Arthralgies depuis 20 ans.

En 1874, il entre à la Charité, service de M. Bouillaud, dirigé par M. Brouardel, pour une première attaque de goutte saturnine.

La maladie avait débuté brusquement quelques jours auparavant dans l'orteil gauche, avait gagné le genou gauche, puis l'épaule et l'articulation métacarpo-phalangienne du pouce du même côté. Les douleurs persistent pendant trois mois et demi. Depuis lors, sa mémoire a diminué; céphalalgie frontale plus vive; crampes dans les membres.

Hier lundi, 5 mars, en se réveillant, il s'aperçoit que son genou droit est gros, rouge, douloureux; on porte le diagnostic de goutte saturnine. Temp. 38° le soir.

Le 9 mars, douleurs dans le gros orteil droit; l'articulation est tuméfiée, la peau luisante. Le genou droit va mieux; genou gauche un peu douloureux, sans tuméfaction ni rougeur.

Le 17. Les articulations sont presque complétement dégonflées.

Le 22. Faiblesse dans les jambes; le malade part pour Vincennes.

Une autre particularité qu'il est assez fréquent d'observer dans la goutte saturnine, c'est une sorte d'alternance entre les manifestations saturnines et les accès de goutte, de telle manière que les malades voient leurs attaques de goutte se répéter, assez régulièrement surtout au printemps et à l'automne, et alterner souvent avec des coliques de plomb comme dans le fait suivant :

OBSERVATION IX.

(Présentée par M. Bucquoy, au nom de M. Bailly) (1).

Chapuy, peintre en bâtiments, âgé de 37 ans, s'est toujours servi de blanc de céruse dans ses peintures. Il a eu sa première attaque de coliques en 1849, et successivement en 1853, 55, 58, 61, 65, 68.

Il a eu ses attaques de goutte en 1862, 63, 64, 66, 67; c'est-à-dire que ces maladies semblaient se remplacer alternativement l'une l'autre, chaque année au printemps. Elles offraient les types classiques les plus complets, sous le rapport des symptômes. Contre la colique, j'épuisai les drastiques et les narcotiques, sans parvenir à m'en rendre maître avant quinze jours ou trois semaines. Quant à la goutte, le gros orteil était pris subitement de douleurs qui ne se calmaient que quand

(1) Société médicale des hôpitaux, séance du 24 avril 1868.

le gonflement et la rougeur étaient arrivés à leur apogée. Le mal quit-
tait brusquement un pied pour se reporter dans l'autre. L'an dernier,
les petites articulations des mains ont été envahies après les orteils ;
mais jamais d'autres jointures n'ont été malades. Les accès duraient
de trois semaines à deux mois. Dans l'intervalle la santé est parfaite.
Aucune espèce de douleur ni aux membres ni au ventre. C'est un
homme bien constitué, sobre, laborieux, qui habite un logement sain
et n'a jamais eu d'autre maladie. Personne dans sa famille n'a eu la
goutte. Son père vient de mourir à 80 ans. Dans cette classe d'artisans,
cette maladie est inconnue. D'ailleurs, pour lui, c'est chose toute na-
turelle que la goutte vienne de son métier. Il me cite un de ses amis,
peintre à Bourbonne-les-Bains, âgé de 42 ans, et qui, depuis dix ans,
chaque année, passe plusieurs mois sur son lit, en proie à la goutte.
Il n'a jamais eu de coliques ni d'autres maladies ; il est sobre aussi et
n'a jamais eu de parents affectés de rhumatisme.

Il est temps de revenir à notre étude de la marche régulière de la goutte saturnine. Nous avons vu que chez les
saturnins la goutte a une tendance très-marquée, à passer
dès le troisième accès des petites dans les grandes articulations ; c'est là un caractère spécial à la goutte saturnine ; elle tend sans cesse à envahir les grosses articulations, à revêtir une forme rhumatismale, voir les
observations V, XVII et nous croyons que ce ne serait pas
trop se hasarder que de dire : l'envahissement d'un grand
nombre d'articulations petites et grandes, dès la troisème ou
quatrième attaque, est la règle dans la goutte saturnine,
la localisation dans une ou deux jointures, l'exception.

Et de fait, dans tous les cas, moins un ou deux, où il a
été permis de voir le troisième ou le quatrième accès, la
goutte était déjà généralisée, quel que fût l'âge du sujet.
Dès lors, l'état chronique est constitué ; le malade est continuellement en proie à la goutte, qui lui laisse à peine, de
temps en temps, quelques mois de répit ; son corps se
recouvre rapidement, pour ainsi dire, de concrétions tophacées ; ses articulations se déforment, et voilà un mal-

heureux, à peine âgé de 35 ans, tombé dans un état d'infirmité dont il ne guérira pas, lorsque des accidents urémiques ne viennent pas terminer son existence.

Comme le disait si bien M. Bucquoy: « En est-il ainsi chez un goutteux ordinaire, et, en dehors de la goutte héréditaire, voyez-vous un homme, de 26 ans, avec de tels symptômes et de pareilles altérations? Pour arriver à cet âge, et faisant partie d'une classe d'individus dans laquelle fa goutte est tellement exceptionnelle que nous ne la rencontrons pour ainsi dire jamais à une goutte confirmée, telle que la présentent les individus les plus prédisposés par leur genre de vie et l'hérédité, ne faudrait-il pas invoquer l'action d'une cause exceptionnelle, puissante; et la coïncidence signalée par Garrod n'autorise-t-elle pas à la rechercher dans l'intoxication saturnine » (1)?

L'observation suivante est bien propre à montrer ce passage rapide à l'état chronique dans la goutte saturnine.

OBSERVATION X.

B... Jean, 39 ans, entre le 29 novembre à l'hôpital temporaire. Père mort subitement ; mère, d'accidents pulmonaires. Pas de vice arthritique dans la famille. Le malade a un frère et une sœur qui jouissent d'une santé excellente (2).

Antécédents personnels. — Fréquentes épistaxis entre 10 et 14 ans. A cet âge, il était employé dans un atelier de peinture où il broyait des couleurs. Après son apprentissage, il a toujours été peintre. Dans sa jeunesse quelques vertiges ; à 23 ans, fièvre typhoïde ; à 25 ans, hémorrhoïdes. Postérieurement il fut sujet à des migraines très-vio-

(1) Société médicale des hôpitaux, 24 avril 1868.

(2) Cette observation a été prise une première fois par M. Halma-Grand. Thèse de Paris, 1876.

Une deuxième fois par M. Pouey (loc. cit.) ; enfin dans ces derniers temps, elle a été complétée par notre ami le Dʳ Pouzet (Thèse de Paris, 1878), qui a bien voulu nous montrer ce malade si intéressant et actuellement à l'hospice de Bicêtre. Nous ne pouvons donner ici qu'un résumé de cette observation.

lentes, survenant dans la soirée, et s'accompagnant de vomissements. Un peu plus tard, troubles digestifs : flatulence après chaque repas, éructations avec pyrosis, lourdeur de l'abdomen, congestion de la tête, et besoin de sommeil.

Les manifestations de l'intoxication saturnine se réduisent chez lui à la présence d'un liséré gingival. Il a bien eu parfois quelques douleurs sourdes; mais ces douleurs n'ont jamais eu le caractère de véritables coliques de plomb.

Le premier accès de goutte date de 1866 ; la douleur fut extrême ; l'articulation tibio-tarsienne en fut le siége, il dura huit jours.

Deux mois plus tard, nouvel accès. L'affection se localise cette fois au coude gauche et ne dure pas moins d'un mois. A partir de ce moment, la goutte ne fait plus d'apparitions que sous une forme généralisée. En avril 1867, toutes les articulations sont envahies, à l'exception de l'articulation temporo-maxillaire.

Le début a lieu par les articulations métacarpo-phalangiennes du côté gauche ; la douleur s'irradie ensuite dans les articulations phalangiennes, le poignet, le coude et l'épaule du même côté; à droite elle suit une marche analogue.

Aux membres inférieurs, les articulations métatarso-phalangiennes, les chevilles, les genoux, les hanches, sont pris successivement; de là la douleur se propage à la colonne vertébrale. Les diverses phases de l'accès évoluèrent dans l'espace d'un mois et demi.

Dans la suite, les accès se sont renouvelés jusqu'à trois ou quatre fois dans le cours d'une année, toujours sous la même forme.

En 1872, concrétions tophacées sur le pourtour du pavillon des oreilles. Depuis quelque temps, les articulations chondro-costales elles-mêmes sont prises.

Le 15 janvier 1877, le malade est maigre, pâle; il se plaint de bourdonnements d'oreilles, de céphalalgie. Sa mémoire a considérablement diminuée ; sa vue s'est affaiblie. Depuis quelque temps, vomissements après le repas du soir; convulsions partielles.

Les migraines se font de nouveau sentir depuis quatre ou cinq jours; elles ne s'accompagnent que de nausées. Les désordres locaux sont très-remarquables.

Le pavillon des oreilles, celui de l'oreille droite en particulier, est le siége de concrétions tophacées de la grosseur d'une lentille, formant des saillies hémisphériques de couleur blanchâtre. L'apparition de ce tophus a suivi de près le troisième accès. Toutes les articulations phalango-phalangiennes sont gonflées, rouges : les doigts ont un aspect

Durand.   3

moniliforme ; le gonflement existe avec les mêmes caractères sur l'articulation métacarpo-phalangienne de l'index gauche. Ces déformations sont produites par des tophus. On découvre encore des dépôts tophacés dans les gaînes des troisième et quatrième métacarpiens droits.

Le coude gauche est ankylosé depuis deux ans; l'avant-bras se présente demi-fléchi dans la pronation, la supination est impossible.

Au niveau des pieds on constate des déformations analogues à celles des mains : les quatre derniers orteils gauches sont immobilisés dans la flexion. A droite, les orteils correspondants sont tuméfiés et dans la rectitude; l'extrémité antérieure des deux derniers est le siége de concrétions calculeuses à découvert.

La bourse séreuse rétro-calcanéenne gauche est douloureuse; on perçoit un tophus peu volumineux sur le bord extérieur du tendon d'Achille, à la hauteur de la malléole.

Il existe également au niveau de la rotule, du même côté, de petites nodosités aplaties roulant sur le doigt. Quand on saisit l'articulation à pleine main et qu'on imprime des mouvements à la jambe, on perçoit une sensation très-nette de raclement.

B... tousse depuis longtemps. Accès d'asthme fréquents, râles de bronchite dans les deux poumons.

Le foie paraît normal quant au volume.

Souffle doux à la base du cœur ; palpitations fréquentes.

Le 20 janvier. Violentes douleurs dans l'épaule gauche.

Le 21. Douleurs dans le coude, le poignet et les doigts du même côté.

Roideur des articulations ; un peu de gonflement et de rougeur à l'épaule.

Le 22. Inappétence, migraine et envies de vomir.

Le 24. Les douleurs sont calmées, le gonflement de l'épaule a disparu.

Le 26. Les orteils deviennent douloureux. Le deuxième à gauche est gonflé, rouge, extrêmement sensible. Le bras va mieux.

Le 27. Les deuxième et troisième orteils sont très-rouges. Douleurs atroces lorsque le malade veut marcher.

Le malade n'a pas dormi. Douleurs dans la colonne vertébrale. Le bras est toujours un peu sensible; il en est de même des orteils.

Le 30. Depuis hier toutes les articulations du membre inférieur sont douloureuses. La douleur est plus forte dans la région lombaire; pas d'appétit; langue blanchâtre.

Le 17 février. Rougeur au niveau d'une des nodosités de la face antérieure de la rotule droite.

Le 18. Genou droit gonflé, rouge, douloureux. La douleur s'étend à la hanche.

Le 19. Douleurs dans les deux épaules. Peau chaude. Pouls, 76.

Le 20. Douleurs très-vives dans le genou, la hanche et le pied du côté droit. Pouls, 84, T. 38,7.

Le 23. Douleurs dans l'articulation sterno-claviculaire et la première articulation sterno-costale. Pouls irrégulier, 96. Urine très-claire.

Le 24. On a constaté hier des aiguilles d'urate de soude dans la matière issue d'un tophus.

Le 4 mars, l'attaque est terminée.

Depuis lors le malade est rentré à Bicêtre dans le service de M. Bouchard, où nous avons eu l'occasion de le voir.

Nous renvoyons pour la fin de cette observation à la thèse que notre ami le Dr Pouzet vient de soutenir la semaine dernière.

Avant de terminer ce chapitre, déjà bien long, nou tenons à dire quelques mots d'une question qui est assurément des plus difficiles; aussi, nous bornerons-nous à constater des faits. C'est de la goutte *larvée* et de la goutte *viscérale* que nous voulons parler.

La goutte et la migraine sont sœurs, dit Trousseau ; la migraine périodique, précédée de malaises accompagnée de vomissements, qui, avec la douleur de tête, la caractérisent, et qui ne dure généralement que quelques heures, cette migraine est une manière d'être de la goutte larvée.

Trousseau voit encore quelquefois la goutte larvée dans des vertiges, des troubles sensoriaux, l'angine de poitrine, la gravelle, les hémorrhoïdes, certaines affections cutanées, des étouffements de nuit. Sans vouloir entreprendre une discussion sur ce point, nous nous bornerons à constater que, dans nos observations, il est assez fréquent de voir plusieurs de ces phénomènes, et surtout la migraine et les vertiges ; nous pouvons citer entre autres les observations VIII, X, etc.

Dans la goutte viscérale, dit encore Trousseau, les accidents, qui, dans la goutte régulière aiguë ou chronique, occupaient un rang secondaire, deviennent excessivement prédominants sur les manifestations articulaires, et souvent même constituent les seuls phénomènes de la maladie (1).

On peut voir un fait de ce genre dans l'observation suivante, que nous devons à l'extrême obligeance de M. Féréol, et de son ancien interne, M. le Dr Graux.

OBSERVATION-XI.

Intoxication saturnine chronique. — Albuminurie. — Tuberculose à forme lente du sommet droit. — Accès de goutte. — Accès d'asthme.

Thinotti (André), âgé de 43 ans, peintre en bâtiments, entre le 7 février 1877 dans le service de M. Féréol, salle Saint-Vincent, lit numéro 16.

Aucun antécédent goutteux dans sa famille ; père mort à 67 ans, mère à 56 ans ; enfants qui se portent bien ; il était d'une bonne santé dès son enfance ; il a exercé la profession de peintre en bâtiments de 18 à 28 ans. Il y a 15 ans il cessa la peinture à cause des coliques, et depuis ce temps il ne fait plus que poser des carreaux et manier des glaces étamées au mercure.

Pendant la période où il a été peintre en bâtiments, il a eu cinq ou six attaques de coliques de plomb ; la dernière fut extrêmement violente. Il a déjà eu, il y a trois ans, des accidents analogues à ceux qui le conduisent aujourd'hui à l'hôpital.

Il a été soigné à la Pitié pour des malaises avec perte d'appétit, une très-grande lassitude et un peu de toux.

Le médecin constata une tuberculisation du sommet droit. Après quelque temps de séjour à l'hôpital, il retourna en Suisse où son rétablissement se fit assez bien ; il toussait fort peu.

Depuis six mois il est de nouveau indisposé et repris des mêmes symptômes : très-grande lassitude, perte complète de l'appétit, maux de tête, toux, hémorrhoïdes, et de temps en temps des accès d'étouffements survenant pendant la nuit.

(1) Trousseau. Cliniques, t. III, p. 366.

A son entrée, le 7 février : état cachectique très-prononcé ; maigreur et pâleur de la face, liséré saturnin, hémorrhoïdes ; pas de coliques de plomb, un peu de constipation.

Poumons. — Au sommet droit, en arrière, on constate des râles caverneux, une matité assez grande et de la pectoriloquie aphone ; en avant, du même côté, on entend des râles fins et un froissement à la fin de la respiration.

On ne trouve rien dans le poumon gauche ni dans le reste de la poitrine.

Pas de sueurs nocturnes.

Arthralgies, douleurs dans la région lombaire ; l'urine contient une grande quantité d'albumine.

11 février au matin. Le malade a été réveillé pendant la nuit par une douleur très-vive occupant le gros orteil du pied droit. Ce matin on constate le gonflement et la rougeur de l'orteil, en même temps qu'une très-vive douleur à la palpation.

Pendant six jours le malade présente un accès de goutte avec tous ses caractères les plus classiques.

Le 16. Mieux considérable : la douleur du gros orteil est complète-ment calmée.

Le 17. Cette nuit le malade a été pris d'un accès de dyspnée épouvantable ; il a été obligé de se lever, il étouffait ; pendant l'accès il se sentait comme près de mourir par le manque d'air.

Toujours une très-grande quantité d'albumine dans les urines.

Le malade n'a jamais eu d'œdème.

Le 19. Thinotti, remis de son attaque de goutte et de son accès d'asthme, sort, sur sa demande, pour retourner en Suisse.

On a encore décrit d'autres formes de la goutte viscérale, affectant les poumons, les plèvres, les gros vaisseaux. Nous reviendrons sur ce sujet dans le chapitre suivant.

Nous donnons, à la fin de ce chapitre, quelques observations qui peuvent encore servir à l'étude de l'observation clinique.

OBSERVATION XII.

F..., 40 ans, peintre en bâtiments, entré le 10 avril 1876 à l'hôpital Temporaire, salle Sainte-Hélène, service de M. Hayem.

Il exerce la profession depuis l'âge de 14 ans ; pas d'antécédents héréditaires ; il n'accuse d'excès d'aucun ordre ; première attaque en 1875 dans le gros orteil droit ; deuxième attaque, dans le courant de la même année, portant sur le gros orteil gauche.

Il entre à l'hôpital à l'occasion d'un troisième accès.

L'inflammation goutteuse occupe les deux orteils ; elle est plus violenté à gauche qu'à droite.

Anémie profonde ; dépression considérable. Le malade tousse depuis longtemps ; respiration rude dans toute l'étendue du poumon ; à gauche et au sommet submatité et râles muqueux.

Le 25 avril, l'attaque de goutte est terminée ; l'état général est le même.

OBSERVATION XIII.

H..., contre-maître dans la fabrique de M. F..., à L..., âgé de 50 ans, travaille dans le plomb depuis 36 ans. Pas de prédisposition héréditaire; coliques dans le passé ; liséré gingival très-accusé. Toutes les fois que le malade prend un bain sulfureux, il en sort absolument noir ; cette teinte est très-lente à se dissiper.

Pas de troubles nutritifs bien accusés; l'appétit n'a jamais été bien vif ; un peu de constipation. Jamais de migraine, de palpitations, d'accès d'asthme; quelques crampes. Teinte ictérique de la face; conjonctives jaunes. Il fait des excès de genièvre.

L'année dernière, au commencement de septembre, il fut inopinément surpris une nuit par une douleur excessive siégeant à l'articulation métatarso-phalangienne gauche. Celle-ci était très-tuméfiée, très-rouge, très-hypéresthésiée. Les veines du pied étaient gonflées ; la marche absolument impossible.

Huit ou dix jours plus tard ce fut le tour du gros orteil droit : une arthrite aiguë se dessina de ce côté avec les mêmes caractères que précédemment. Au bout de deux semaines la marche était encore très-difficile, et pendant quelque temps le poids du corps réveilla des douleurs au niveau des articulations affectées.

H... se sait goutteux, il passe pour tel dans la fabrique, et le médecin l'a traité pour cette affection. (Pinet.)

OBSERVATION XIV.

M. Z..., 37 ans, peintre depuis l'âge de 17 ans, entre le 22 mai 1872 à l'hôpital de la Pitié, service de M. Vulpian, pour coliques et paralysies.

Le 7 février 1873 il se plaint de douleurs dans le genou du côté gauche ; il y a un épanchement assez abondant ; on applique six ventouses scarifiées.

Le 19, les douleurs qui tenaient le malade au lit ont disparu ; il peut marcher de nouveau.

25 février. Tuméfaction et douleur au niveau de l'articulation tibip-tarsienne gauche ; trois ventouses scarifiées ; on conserve du sérum du sang pour examiner s'il contient de l'acide urique (procédé du fil).

26 février. Le fil n'est pas chargé d'acide urique. (Renaut.`

Réflexions. — La présence de l'albumine dans les urines a été souvent constatée, en même temps, il a existé des urates et de l'acide urique en quantité.

OBSERVATION XV.

(Communiquée par M. Brouardel).
Intoxication saturnine lente. — Goutte.

M... (P.), âgé de 32 ans, chef d'une maison de plomberie, demeurant rue de l'Odéon, habitait un entre-sol situé au-dessus de son magasin. Je fus appelé à lui donner des soins en septembre 1873. Il avait un accès de goutte bien caractérisée occupant l'articulation métatarso-phalangienne du gros orteil droit. Il me raconta que c'était la onzième fois qu'il était atteint des mêmes accidents ; ceux-ci revenaient assez régulièrement tous les mois ou tous les deux mois, occupaient l'un ou l'autre pied et l'obligeaient à garder le lit douze ou quinze jours. La persistance de ces accès l'avait obligé à prendre un associé ; il était dans l'impossibilité de surveiller ses chantiers.

Pendant ma visite je lui fis observer que l'air de sa chambre était rempli de vapeur de charbon ; c'était, paraît-il, une circonstance qui se reproduisait chaque jour. Le plancher, mal joint, laissait pénétrer les gaz des fourneaux qu'on allumait pour préparer les soudures.

J'appris, de plus, que l'année précédente un médecin l'avait soigné pour une colique hépatique non suivie d'ictère, accompagnée de vomissements, de constipation, qui n'avait cessé que sous l'influence des drastiques les plus énergiques. Je crus à l'intoxication par le plomb, et je constatai sur les gencives un liséré peu apparent qui n'occupait que le niveau des deux incisives supérieures.

Convaincu que M. P... était exposé aux émanations du plomb, que la colique hépatique n'était qu'une colique de plomb, je mis le malade à l'usage d'un opiat de miel et de soufre, avec bains sulfureux. Je l'obligeai à quitter son appartement ; il le fit en janvier 1874 ; depuis lors il n'a pas eu un seul des accès qui revenaient chaque mois.

M. P... n'a dans sa famille aucun ascendant goutteux ; il n'a actuellement aucun tophus autour des articulations. (T. Pinet.)

OBSERVATION XVI.

John W..., âgé de 48 ans, travaille dans le plomb ; c'est un homme sobre et sans antécédents goutteux. Il est depuis longtemps atteint de goutte. Très-cachectique, il semble relever d'une longue maladie, incapable de tout travail.

Au niveau du coude droit, dépôts d'urate de soude. Sur l'articulation métacarpo-phalangienne du gros orteil est une ulcération dans laquelle se trouve une matière semblable ; le poignet et le genou sont gonflés ; tophus sur l'oreille gauche.

Cette observation a été publiée par Wilks, sous le titre : *Saturnine gout.*

CHAPITRE III.

ANATOMIE PATHOLOGIQUE DE LA GOUTTE SATURNINE : ALTÉRATIONS RÉNALES, OBSERVATIONS. — ÉTAT DU SANG, OBSERVATIONS. — ÉTAT DES URINES, OBS. — LÉSIONS ARTICULAIRES. — TOPHUS, OBS. — ÉTAT DU FOIE. — ALTÉRATIONS DES DIVERS ORGANES.

Les goutteux saturnins, succombent pour la plupart à des phénomènes urémiques, c'est-à-dire à la période la plus avancée de l'intoxication saturnine ; aussi les lésions qu'ils présentent sont-elles nombreuses. Les décrire toutes, ce serait sortir du cadre de notre sujet ; mais nous nous attacherons particulièrement à la description de toutes les lésions qui ont un rapport direct avec la goutte, qu'elles en soient la cause ou l'effet. Nous insisterons spécialement sur l'altération des reins, des articulations, du sang, de l'urine, etc.

Nous commencerons par le rein, qui paraît être le premier atteint dans ce processus pathologique, et nous suivrons autant que possible, dans notre description, l'ordre suivant lequel se produisent les altérations.

Reins. — L'altération rénale que l'on rencontre chez les goutteux saturnins ne doit pas être considérée comme appartenant spécialement à la maladie, ni comme un produit pathologique de la goutte saturnine.

Cette altération, en effet, qui n'est autre que celle de la néphrite interstitielle, se rencontre chez un très-grand nombre de saturnins. Ce fait, très-bien mis en relief par les magnifiques travaux de MM. Ollivier (1) et Lancereaux (2), a été aussi confirmé par les statistiques. Les auteurs anglais considèrent la néphrite granuleuse comme une des plus fréquentes causes de mort chez les individus intoxiqués par le plomb. Ainsi, sur 52 individus qui succombèrent à l'hôpital Saint-Georges, des suites d'une intoxication saturnine, 26 présentèrent à l'autopsie des lésions avancées d'une néphrite interstitielle. Dans ces dernières années, M. Lancereaux, dans le but de montrer la relation causale existant entre l'intoxication plombique et la néphrite insterstitielle, a publié dix nouvelles observations, avec preuves anatomiques à l'appui de cette relation (3).

(1) Ollivier. Thèse de Paris, 1863, et Arch. gén. de méd., t. II, p. 530 et 709.

(2) Union médicale, 15 déc. 1863, p. 513.

(3) Art. Rein. Dict. sc. méd., p. 215.

Cette altération a été étudiée encore, dans ses détails histologiques, par MM. Charcot et Gombault (1).

On ne saurait voir, non plus, dans cette inflammation interstitielle du rein une lésion dépendante de la goutte saturnine, et consécutive à l'irritation produite par le passage de l'acide urique et des urates, comme cela peut être vrai dans la goutte ordinaire. Les faits que nous venons de rapporter, les expériences entreprises pour déterminer l'action du plomb sur la substance rénale (2), nombre d'observations, enfin, citées dans le cours de ce travail, et dans lesquelles on a pu constater l'albuminurie avant le premier accès de goutte, démontrent de la manière la plus évidente, ce nous semble, que cette altération doit être antérieure au développement de la goutte saturnine.

De telle sorte, que nous sommes disposés à voir dans les altérations rénales non pas l'effet, mais bien la cause, ou une des causes de la goutte saturnine. Nous reviendrons, du reste, sur ce sujet dans le chapitre consacré à la pathogénie.

Quoi qu'il en soit, la lésion rénale, chez les goutteux saturnins, ne diffère pas de celle qu'on rencontre chez les autres goutteux et les anciens saturnins ; c'est celle du rein contracté, granuleux ou goutteux de Todd, avec cette différence, peut-être, que le rein saturnin est envahi plus fréquemment de dépôts d'urates. Le rein est petit, ayant la moitié du volume normal ; sa capsule est adhérente, sa surface d'une teinte rouge, avec un sablé granuleux ; les granulations, petites, blanchâtres ou rosées, saillantes, à peu près toutes de même volume, sont régulièrement disséminées à la surface du rein, qui présente en outre çà et là de petits kystes. A la coupe, on reconnaît que l'atrophie porte

(1) Loc. cit.
(2) Ollivier. De l'albuminurie saturnine.

sur la substance corticale, qni est jaunâtre, indurée, et réduite à une mince lamelle.

Au microscope, on constate la présence de tubes atrophiés et profondément altérés, à côté de tubes à peu près sains ; un épaississement notable du stroma conjonctif, avec des cellules embryonnaires dans quelques points. Les cellules épithéliales des tubuli sont tantôt volumineuses, tantôt granuleuses. Les corpuscules de Malpighi sont disséminés, et subissent la transformation colloïde.

On, rencontre encore très-fréquemment dans la substance rénale des dépôts crayeux considérables, de structure cristalline, consistant en prismes d'urate de soude. Ces dépôts, disposés sous forme de raies suivant la direction des pyramides, siégent, du reste, aussi bien en dehors que dans l'intérieur même de ces tubes (1).

On voit encore quelquefois des petits points blancs d'urate de soude au sommet de chaque pyramide de Malpighi.

On peut voir dans les observations suivantes la plupart de ces altérations.

OBSERVATION XVII.

(Communiquée par M. Lancereaux) (2).

Saturnisme chronique. — Accès de goutte et arthrites uratiques. — Coliques saturnines et paralysie des muscles extenseurs des avant-bras. — Accès de goutte. — Albuminurie et urémie. — Atrophie des extenseurs. Infiltration uratique des cartilages articulaires des orteils. — Néphrite interstitielle.

L..., 43 ans, peintre en bâtiments depuis l'âge de 11 ans.

A 15 ans, première attaque de coliques saturnines ; depuis lors, quatre ou cinq autres. Il y a quatre ans, paralysie des extenseurs. A 37 ans, il est pris tout à coup d'un gonflement articulaire douloureux du gros orteil gauche qui, après huit ou dix jours, disparaît et se trouve remplacé par un gonflement analogue de l'orteil opposé.

(1) Charcot et Cornil. Cont. à l'ét. des alt. anat. de la goutte, p. 17.
(2) Voir l'observation complète dans l'Atlas d'an. path. Lancereaux.

Trois attaques semblables depuis lors. La dernière, survenue au mois d'août 1869, ne s'est pas limitée aux orteils, elle a gagné l'articulation tibio-tarsienne, les talons et même les articulations métacarpo-phalangiennes.

Janvier 1870. Palpitations et oppression vive ; pas d'œdème ; paralysie des extenseurs des deux côtés ; urines albumineuses. Père mort asthmatique à 56 ans, mère victime d'un accident.

10 janvier. Vomissements alimentaires ; constipation, céphalalgie ; vue trouble.

Du 10 au 22. Persistance des vomissements biliaires et alimentaires.

24 janvier. A la suite d'un vomissement, perte subite de connaissance ; accès convulsifs des muscles de la face et des membres avec écume à la bouche ; 104 pulsations, pouls ample et vibrant, impulsion cardiaque énergique ; vomissements, constipation opiniâtre. Diagnostic : accidents urémiques.

Le 27. Nouvelle attaque convulsive semblable à la première.

Le 30. Troisième accès convulsif avec perte de connaissance et tous les phénomènes déjà observés.

Le mauvais état du malade ne fait qu'augmenter jusqu'au 10 février.

Le 11. Somnolence et coma pendant toute la nuit ; la mort arrive tout à coup à 6 heures du matin, sans le moindre mouvement.

Autopsie le 12. Absence d'anasarque ou d'œdème. Les articulations des pieds sont examinées avec soin, et l'on constate que les articulations métatarso-phalangiennes sont affectées de dépôts blanchâtres multiples d'urate de soude. Les articulations du poignet offrent des dépôts très-fins à peine visibles.

Altérations des muscles.

Les poumons sont le siége d'adhérences lâches et anciennes, ils présentent d'abondantes taches pigmentaires et un petit foyer de pneumonie caséeuse-calcaire ; les ganglions bronchiques sont volumineux.

Le cœur, chargé de pelotons graisseux à sa base, sur sa face antérieure et sur ses bords, présente de larges plaques laiteuses à l'origine de l'aorte. Le ventricule gauche est hypertrophié (cœur de bœuf). Les artères rénales, dilatées, sinueuses ont leurs parois hypertrophiées. Les reins, petits et atrophiés, sont réduits de plus de moitié de leur volume ; leur surface extérieure inégale est parsemée de fines granulations grisâtres ou jaunâtres, dans les intervalles desquelles rampent des vaisseaux variqueux injectés. La substane du rein est ferme, indurée, pigmentée dans ses parties déclives ; à la coupe elle est lisse, un peu brillante ; sous le microscope elle présente un épaississement notable du stroma conjonctif, qui est infiltré de jeunes éléments nucléaires, et une diminution très-marquée du calibre des tubes urinifères et des glomérules de Malpighi. Tontefois, au niveau des granulations de la surface, la trame conjonctive n'est pas modifiée, et les tubes urinifères ont conservé des dimensions normales.

Les cellules épithéliales de ces tubes n'offrent rien de particulier. Celles des tubuli, plongées au sein du stroma altéré, sont un peu granuleuses, et quelques-unes renferment une substance colloïde.

Le foie est simplement hyperémié ; le pancréas est normal, la rate est grosse.

Il est difficile de trouver une observation plus intéressante et qui montre mieux les altérations rénales occasionnées par le plomb. Voici encore quelques observations instructives sur ce sujet.

Observation XVIII.

X..., 55 ans. Coliques et arthralgie saturnines ; gonflement douloureux des orteils ; vomissements de sang amenant une syncope et la mort ; albuminurie.

Autopsie. Cœur gauche hypertrophié ; aorte dilatée, athéromateuse ; léger épanchement dans les ventricules cérébraux ; foie normal, rate volumineuse ; infiltration uratique des articulations des orteils.

Reins diminués de moitié de leur volume, irréguliers, granuleux. Substance corticale atrophiée ; épaississement de la substance conjonctive, corpuscules de Malpighi diminués ; épithéliums des tubuli altérés ou disparus.

Les deux observations qui précèdent et la suivante se retrouvent dans l'article *Rein* du Dictionnaire des sciences médicales.

Observation XIX.

X..., 64 ans, peintre en bâtiments. Œdème passager de la face et des membres inférieurs ; léger degré d'amaurose ; faible quantité d'albumine dans les urines. Gonflement douloureux de l'orteil dix mois avant la mort; diarrhée et vomissements. En dernier lieu, coma profond.

Autopsie. Cœur hypertrophié, paroi ventriculaire gauche doublée de volume, cavité dilatée; deux valvules aortiques adhérent entre elles et déterminent un léger degré d'insuffisance, les autres valvules saines; aorte dilatée, épaissie en plusieurs points; endartérite des vaisseaux qui en émanent, et notamment des artères rénales et de leurs branches; artères cérébrales altérées.

Amincissement des os du crâne, surtout à la base; anémie de la substance cérébrale; atrophie avec sclérose des nerfs optiques; adhérence des poumons au niveau de leurs sommets sclérosés et infiltrés de quelques points caséeux; foie petit; rate normale; gastro-entérite; quelques muscles décolorés.

Les deux reins sont diminués de près des deux tiers, granuleux à leur surface où existent quelques kystes; substance corticale atrophiée, jaunâtre, indurée; tubes urinifères diversement altérés; épaississement de la trame conjonctive.

Voici enfin une quatrième observation inédite, dans laquelle on retrouve les mêmes accidents et les mêmes lésions.

OBSERVATION XX.

(Communiquée par M. Lancereaux.)

Pradier (Pierre), âgé de 53 ans, entre dans le service de M. Lancereaux le 5 mars 1871.

Etat du malade à son entrée à l'hôpital : Tremblement des avant-bras; accès de goutte aux pieds et aux mains; accidents saturnins anciens; teinte violacée de la face; diarrhée urémique; néphrite interstitielle (1).

La mort survient le 12 mars, à 3 heures, à la suite de symptômes d'urémie.

Autopsie. Poumon droit : Adhérence ancienne du sommet, cicatrice en ce point; œdème dans toute l'étendue du poumon.

Poumon gauche : Léger emphysème, petite cicatrice, absence d'œdème au sommet, œdème dans le lobe inférieur.

(1) L'observation des symptômes est sans doute incomplète; il s'agissait bien là néanmoins d'un cas de goutte saturnine (Communication orale de M. Lancereaux).

Le cœur est augmenté de volume par suite d'une hypertrophie du ventricule gauche ; la cavité ventriculaire n'est pas dilatée, elle est même relativement petite, la paroi a de 12 à 15 millimètres d'épaisseur ; le tissu est rouge ; les valvules sont absolument intactes ; cependant, sur l'une des valvules aortiques, il existe sur le bord adhérent et supérieur un petit bouquet de végétations papilliformes.

Le foie et la rate sont normaux.

Les reins sont réduits de plus de moitié de leur volume, la capsule s'en détache assez facilement ; leur surface pigmentée est dans toute son étendue inégale et très-légèrement granuleuse. On y reconnaît deux ordres de granulations, les unes grisâtres, les autres jaunâtres semi-transparentes. Sur une surface de section la substance corticale présente au plus 1 millimètre d'épaisseur ; elle est par conséquent le siége principal de l'atrophie ; les pyramides, toutefois, sont aussi diminuées de volume. On aperçoit quelques kystes à la surface et dans les pyramides.

Dans l'articulation métatarso-phalangienne du gros orteil gauche on voit, sur la cupule cartilagineuse de la phalange, au centre, l'usure du cartilage ; un peu plus haut, un point blanc indice d'un dépôt uratique. La même articulation de l'orteil opposé renferme une masse blanche comme gélatineuse infiltrée de points formés d'urates. Les deux surfaces articulaires sont parsemées de taches blanches plus ou moins larges résultant de la même infiltration ; l'articulation des têtes des deux premiers mécatarpiens est également altérée ; les genoux n'ont rien ; les articulations du pouce et de l'indicateur ne paraissent pas altérées.

L'estomac est de dimensions normales ; la muqueuse décolorée est légèrement pigmentée sur quelques points. L'intestin grêle offre une muqueuse un peu décolorée mais non ulcérée.

Le côlon descendant, l'S iliaque et surtout le rectum, sont le siége de dépressions multiples avec cicatrices pigmentées, ce qui donne à la surface muqueuse un aspect gaufré. Dans le rectum on constate l'existence de cicatrices pigmentées de diamètre longitudinal de 4 à 5 centimètres. Cet état, dernière phase de l'altération intestinale urémique, indique d'une façon bien claire que les lésions de cette nature sont suceptibles de guérison spontanée.

Sur la corde vocale gauche il existe une petite saillie polypeuse du volume d'un gros grain de millet. Les autres organes ne présentent pas d'altérations. Œdème des jambes. Maigreur prononcée de tout le corps. Léger trouble d'aspect laiteux des urines traitées par l'acide azotique.

L'examen microscopique du contenu de l'articulation, laisse voir de petits amas grisâtres qui ne paraissent pas cristallins. Les incrustations articulaires sont constituées par de fines aiguilles.

Dans la substance corticale des reins, on voit quelques glomérules graisseux et atrophiés; d'autres à peu près sains. La trame conjonctive est plus épaisse sur quelques points et contient des dépôts d'amas granuleux et grisâtres qui ne sont que des urates.

Du sang dans la goutte saturnine. — Trois agents principaux tendent chez les goutteux saturnins à produire l'altération du sang : Les deux premiers agissent directement sur les parties constituantes du liquide sanguin; l'un, l'imprégnation métallique, en portant son action sur les globules; l'autre, la lésion fonctionnelle du foie, d'après MM. Murchison, Charcot et Brouardel, en activant ou modifiant la production des principes excrémentitiels. Le troisième, l'altération rénale, agit d'une façon tout à fait mécanique en déterminant une accumulation rapide et souvent considérable de certains principes excrémentitiels qui, à l'état normal, existent en très-faible quantité dans le sang.

Dans le sang des saturnins goutteux il y a donc diminution du nombre des globules rouges, et augmentation au contraire des acides urique et phosphorique.

L'hypoglobulie se rattache uniquement à l'action du plomb. L'augmentation de l'acide urique peut s'expliquer de la manière suivante; la lésion fonctionnelle du foie que nous verrons être fréquente tend déjà par elle-même à diminuer la puissance de combustion de cet organe et à produire de l'acide urique; mais, d'autre part, les globules diminués de quantité transportent moins d'oxygène, les combustions sont d'autant ralenties. Au lieu d'évoluer en urée, c'est-à-dire de produire leur maximum d'effet utile, les principes de désassimilation s'éliminent à l'état d'acide urique, produit moins comburé (Renaut).

L'imperméabilité du filtre rénal s'opposant à l'excrétion de cet acide urique, en augmente encore la concentration dans le sang. En résumé, on peut dire que dans la goutte saturnine le sang est toujours riche en acide urique. C'est encore à la lésion rénale que l'on doit rapporter l'augmentation de l'urée dans le sang, lorsqu'elle est réelle.

Pour rechercher l'acide urique dans le sang, on peut se servir d'un procédé très-simple et qui offre l'avantage de n'exiger que peu de sang ; il est connu sous le nom de procédé de Garrod, ou expérience du fil (1). Voici en quoi il consiste : On verse 6 à 8 grammes de sérum dans une capsule de verre très-aplatie, on y met quelques brins très-fins de charpie, et après l'avoir légèrement acidulé avec quelques gouttes d'acide acétique, on le laisse reposer pendant quelques jours. Si la quantité d'acide urique est normale, les fils ne présenteront pas de cristaux au microscope ; si, au contraire, l'acide urique existe dans le sérum en quantité légèrement supérieure au chiffre normal, il se déposera sous forme de cristaux le long des fils.

Cette expérience peut se faire également avec la sérosité d'un vésicatoire.

Ce procédé a permis de constater l'augmentation de l'acide urique du sang dans les observations suivantes recueillies par l'auteur même de l'expérience.

OBSERVATION XXI.

J. B..., âgé de 41 ans, artiste peintre ; il peint à l'huile et à l'aquarelle (2).

Il y a dix ans environ qu'il éprouva les premiers accidents dus à

(1) Voir les détails de l'expérience. Garrod. Traité de la goutte, trad. Ollivier, p. 121.

(2) Garrod. Loc. cit., p. 368.

Durand.   4

l'absorption du plomb, à savoir : des coliques d'abord; ainsi qu'une constipation opiniâtre, puis la paralysie des extenseurs. Ces symptômes disparurent et le malade put reprendre ses occupations habituelles. Il y a trois ans à peu près, il perdit complètement le pouvoir de ses poignets, et en même temps il éprouva une attaque violente de colique. C'est alors qu'il réclama pour la première fois mes soins. Le traitement auquel je le soumis amena une telle amélioration qu'il put reprendre son travail. Il y a six semaines, la paralysie des extenseurs reparut ainsi que les coliques. Aujourd'hui les deux poignets sont entièrement dépourvus de force ; les muscles extenseurs des avant-bras et les fléchisseurs du pouce droit ont subi une atrophie considérable; il existe des douleurs périombilicales intenses, de la constipation, de l'inappétence et de la faiblesse du pouls ; un liséré bleu très-net se voit sur le bord libre des gencives, tant à la mâchoire supérieure qu'à l'inférieure.

Une petite quantité de sang tirée lors de l'entrée du malade à l'hôpital présente les caractères suivants : caillot ferme et légèrement couenneux ; sérum jaune, transparent et alcalin ; densité 1027 à 15 c. Au moyen de l'expérience du fil on constate que le sang était très-riche en acide urique après l'addition d'un acide.

Pendant son séjour à l'hôpital, ce malade fut pris d'un accès de goutte bien caractérisé. L'affection siégea d'abord à l'articulation métatarso-phalangienne du gros orteil gauche, et plus tard à l'articulation correspondante du pied droit.

OBSERVATION XXII.

F. P... 43 ans, peintre en bâtiments. Quelques excès de porter et de genièvre ; souvent plus de trois litres de porter par jour. Prédisposition héréditaire, probablement transmise par son père. Quand celui-ci mourut le malade était très-jeune. L'état général de la santé est excellent entre les attaques de goutte et les coliques de plomb.

Les attaques de goutte ont été nombreuses. Il y a onze ans, première attaque dans l'articulation tibio-tarsienne, puis dans le gros orteil.

Dans la dernière attaque, le genou gauche a d'abord été pris, puis le dos de la main gauche, la main droite, les deux pieds, les articulations tibio-tarsiennes, les petites jointures des mains. Pouls à 92, un peu dur, léger enduit sur la langue ; appétit très-bon. Dépôt sur les oreilles. Pas traces d'autres concrétions, les phénomènes articulaires ne sont que passagers.

Caillot légèrement couenneux et rétracté, sérum alcalin, densité 1028 à 15°,55 c. La sérosité d'un vésicatoire placé sur une jointure enflammée ne présente pas de trace d'acide urique. La sérosité d'un vésicatoire placé sur l'abdomen, fournit une quantité assez notable d'acide urique (1).

On voit que, dans cette observation, l'expérience a été faite sur la sérosité d'un vésicatoire et a donné un bon résultat.

Voici encore trois observations du même auteur, publiées antérieurement aux précédentes.

OBSERVATION XXIII.

W. Mitchell, imprimeur, âgé de 52 ans. Avant d'avoir la goutte, il buvait assez de gin et de bière ; c'est un bon vivant, lived well. La première attaque ayant affligé le gros orteil droit, date de douze ans. La seconde attaque, un an après, a atteint le gros orteil droit aussi. Depuis six ans seulement, les articulations des membres supérieurs sont affectées, et depuis trois ans le corps du malade est recouvert de concrétions d'urate de soude, dont beaucoup aux oreilles. Les grandes jointures ne furent pas plus épargnées que les gros orteils et que les petites articulations des doigts. Le malade est très-infirme. On trouve beaucoup d'acide urique dans le sang (2).

OBSERVATION XXIV.

H..., 50 ans, peintre. A souffert de nombreuses coliques saturnines. Avant ces coliques, l'état général était très-bon. La première attaque de goutte date de trois ou quatre ans. La présente attaque siége surtout aux articulations des mains ; mais les genoux et les pieds sont raides et douloureux. Dans les cartilages de l'oreille on remarque des dépôts uratiques, ainsi qu'autour de quelques articulations. Le sang renferme les quantités notables d'acide urique.

---

(1) Garrod. Loc. cit., p. 130.
(2) Cette observation et les deux qui suivent. Medico-chir. trans., 1854, vol. XXXVII, p. 185.

Observation XXV.

J. Channon, 30 ans, peintre en bâtiments, depuis dix ans plombier. Syphilitique. Fréquentes coliques de plomb. Il a eu déjà neuf
ou dix attaques de goutte, la première dans le gros orteil. Dans la
présente attaque sont pris les chevilles, les doigts et les poignets.
Empreinte à la pression. Liséré bleu des gencives. Desquamation
cutanée. Sur l'oreille gauche, dépôts uratiques.

Déformation de quelques articulations.

Acide urique abondant dans le sang.

Observation XXVI.

W. R. âgé de 32 ans, exerce la profession de peintre en bâtiments.
Bon régime. Pas d'intempérance; mais usage de la bière.

Son père était goutteux et son frère l'est également.

Fréquentes coliques de plomb.

Accès de goutte depuis six à sept ans. Début à l'un des gros orteils.

Les attaques ont été nombreuses. Depuis sept mois le malade souffre
continuellement de la goutte.

Attaque actuelle : Le pied et le gros orteil droits, les deux articulations tibio-tarsiennes, les genoux, le poignet droit et le médius gauche
sont enflammés. Langue nette. Pas de soif. Appétit bon. Pouls à 95.
Empreinte très-marquée à la pression du niveau des jointures tuméfiées. Pas trace de dépôts en aucun point du corps. Pas de déformation.

Etat du sang : Caillot un peu couenneux ; sérum alcalin. Densité
1028 à 5 c. Grande quantité d'acide urique par l'expérience du fil.

Le sérum d'un vésicatoire appliqué lorsque le malade était en voie
de guérison renferme assez d'acide urique. Seconde saignée : caillot
normal.

Quantité assez notable d'acide urique dans le sang.

On peut voir, dans les observations précédentes, que le
procédé de Garrod, donne ordinairement le même résultat,
qu'il soit appliqué sur le sérum du sang lui-même ou bien
sur la sérosité d'un vésicatoire. Ce dernier moyen, beaucoup plus praticable, aujourd'hui que la saignée ne se fait

plus que rarement, surtout chez des gens aussi anémiés que des saturnins, est aussi le plus fréquemment employé.

Etat de l'urine.—Les caractères de l'urine dans la goutte saturnine pourraient se déduire *a priori* de l'étude que nous venons de faire sur le sang ; par le fait de l'altération rénale, le pouvoir excréteur de l'organe est plus ou moins diminué, et il en résulte un rapport inverse entre le taux des principes de désassimilation excrétés et ceux retenus en trop grande quantité dans le sang.

La quantité de l'urine, sa densité, les principes extractifs et l'urée sont ordinairement diminués. Avant de rapporter quelques observations dans lesquelles l'analyse des urines a été faite avec soin, nous devons indiquer le chiffre physiologique, généralement admis, de l'urée et de l'acide urique excrétés en vingt-quatre heures. D'après les documents français, le chiffre moyen de l'urée pour la France oscille entre 25 et 30 (Bouchardat) ; celui de l'acide urique est de 0,50 environ.

OBSERVATION XXVII.

(Résumé d'une observation publiée par M. Bucquoy).

Brunetti, 36 ans, peintre en bâtiments, entre à l'hôpital de la Charité, le 12 novembre 1866.

Pas d'antécédents goutteux dans sa famille. Le père, peintre également, n'a eu que les coliques saturnines sans accidents articulaires. Pas d'excès alcooliques.

A 20 ans, coliques légères.

A 25 ans, gonflement et douleur au pouce de la main droite.

L'année suivante, le gros orteil du pied droit est pris, puis tous ceux du même pied, pendant quinze jours ou trois semaines. Début des attaques la nuit.

La troisième porte à la fois sur les deux mains et les deux pieds.

Une quatrième sur les doigts, les orteils, puis les grandes articulations.

Chaque année au printemps et à l'automne, attaque nouvelle sous forme de rhumatisme articulaire plus ou moins généralisé. Dans l'intervalle quelques douleurs vagues, de la raideur et un peu de déformation de quelques articulations.

Santé générale bonne.

L'attaque actuelle occupe les deux mains, principalement à droite : tuméfaction considérable, peau tendue, rouge, luisante, offre l'aspect lisse et brillant d'une véritable pelure d'oignon ; veines sous-cutanées de l'avant-bras distendues. Aux doigts, le gonflement s'étend surtout aux premières articulatious phalangiennes ; mais les autres articulations présentent également des déformations carastéristiques, concrétions tophacées sur le pouce et l'index gauches.

Douleurs assez vives aux pieds. Traces d'anciens tophus sur les gros orteils. Pouls 105 ; peau sèche et chaude.

T. axillaire 38,8. Anorexie, soif modérée.

Urine claire et limpide sans dépôts.

Pas de traces d'albumine.

Liséré gingival bien marqué.

Tophus au niveau du sein gauche et de la rotule gauche.

Quelques jours après gonflement des genoux. Vésicatoire.

Expérience du fil sur la sérosité ; cristaux nombreux d'acide urique.

L'urine, dans les premiers jours de l'entrée du malade à l'hôpital, présente la composition suivante :

Urée	11 g. 50	
Acide urique	0, 40	pour 1,000 gram.
Chlorures, sulfates, phosphates	8,	

Pas d'albumine.

Une amélioration notable était survenue vers le 25 novembre.

A cette époque, tumeur rouge à la face dorsale de la dernière articulation phalangienne du petit doigt de la main droite, contenant une matière blanchâtre qu'on voyait à travers la peau amincie et donnant une sensation de fausse fluctuation. Incisée, elle donne issue à une bouillie blanchâtre, crayeuse, composée surtout d'urate de soude, reconnaissable au microscope, à ses cristaux en aiguilles : l'acide acétique les transformait sous nos yeux en cristaux d'acide urique.

Après la cicatrisation, plaque blanchâtre semblable à celles des autres articulations phalangiennes.

Dans les premiers jours de décembre, nouvelle attaque et généralisation de la fluxion articulaire aux membres supérieurs et inférieurs.

Le 6 décembre, le malade se plaint d'une douleur au niveau du sternum et à l'union du tiers supérieur avec les deux tiers moyens. On reconnaît l'existence d'une tumeur volumineuse (œuf de poule), sur laquelle la peau est rouge et tendue. Au bout de quatre à cinq jours, la tuméfaction diminue considérablement, mais il reste en ce point une induration solide et résistante du volume d'une noix, qu'il faut nécessairement rapporter à de la périostite probablement goutteuse, comme toutes les autres manifestations inflammatoires.

Le malade dit avoir déjà eu la même chose autrefois, et la tumeur aurait disparu après la cessation des douleurs.

Le malade sort au mois d'avril, avec raideur et déformations caractéristiques des mains et des pieds.

Au mois de décembre 1867, nouvelle attaque. Le malade passe quatre mois à l'hôpital Necker, pour un accès de goutte entièrement semblable à celui qu'il a eu deux ans auparavant à la Charité, et à la même époque (1).

OBSERVATION XXVIII.

Chapelain (Joseph), 47 ans, peintre, entre le 20 février 1877, hôpital temporaire.

Antécédents. — Il ne tient pas de ses parents une prédisposition aux affections goutteuses. Il y a dix ans, il eut en Afrique une fièvre intermittente. Depuis cette époque, les changements de température déterminent chez lui des frissons, des maux de tête, des névralgies de la face. Le sommeil seul suffit à ramener le calme. Il a la goutte depuis quatre ans.

Cette maladie a fait sa première apparition au mois d'août 1873 ; la douleur débuta par l'articulation métatarso-phalangienne gauche, se fit sentir dans toute l'étendue du gros orteil et remonta jusqu'à la cheville. Les articulations qui en furent le siége étaient tuméfiées, rouges et sensibles au toucher.

Il y a treize mois, deuxième attaque ; mêmes localisations, intensité plus grande.

Le 21. — Le malade, entré la veille à l'hôpital, est en proie à une troisième attaque de goutte. Le pied est rouge, gonflé, très-douloureux : il existe au niveau du gros orteil une nodosité, vestige des attaques antérieures.

Chapelain n'a jamais eu de maux d'estomac, n'a jamais éprouvé de battements de cœur. Ses attaques sont précédées par quelques sym-

(1) Voir l'observation complète. Bull. soc. méd. hôp., 1868.

ptômes précurseurs : ce sont des maux de tête, des frissons, de la fièvre.

En ce moment le pouls est rapide, la température paraît très-élevée. Inappétence prononcée. On prescrit : salicylate de soude, 10 grammes.

Le 22. — Hier vers deux heures, le malade, après avoir pris le salicylate de soude, a éprouvé des bourdonnements d'oreille ; une heure après, les douleurs avaient disparu.

	Quantité	Densité	Urée
Urine du 21 au 22	1100	1015	15 gr. 73
Urine du 22 au 23	1110	1019	17 5

Le 24. — Le malade va beaucoup mieux ; douleurs légères dans les articulations ; pied un peu rouge (1).

Dans cette observation les antécédents professionnels du malade ne sont point relevés ; mais il a fait le sujet d'une conférence de M. Lépine, qui s'est attaché à démontrer que son malade réalisait toutes les conditions de la goutte saturnine ; ce qui fait supposer, à bon droit, l'existence dans ce cas d'une intoxication préalable dûment constatée.

Albuminurie. — Un des caractères les plus frappants de l'urine dans la goutte saturnine est la présence presque constante de l'albumine.

Quelle est la cause de cette albuminurie saturnine ? Est-ce, comme le pense M. Ollivier, le plomb, qui en s'éliminant par les reins, s'y dépose en tout ou en partie, en vertu d'une action mécanique, irrite et finit par altérer profondément le tissu rénal, et détermine ainsi une albuminurie persistante liée à une lésion persistante ; opinion basée sur des expériences dans lesquelles les animaux soumis à une intoxication rapide n'avaient pas le temps de devenir cachectiques ; ou bien cette albuminurie a-t-elle pour cause première une altération du sang comme le pensent Bright, Graves, MM. Jaccoud et Lancereaux, etc.

(1) Pouey. Loc. cit., p. 43.

Nous n'avons certes pas l'intention de discuter ici cette question, aussi difficile à résoudre qu'intéressante à étudier; nous nous bornons simplement à constater le fait.

Les caractères de l'albuminurie saturnine sont exactement les mêmes que ceux de la néphrite interstitielle; la quantité d'albumine est relativement faible; cette albuminurie peut manquer de temps en temps, surtout au début. En outre elle ne s'accompagne presque jamais d'œdème, et dans les cas rares où celui-ci existe, il est très-léger et très-limité. Dans les observations suivantes on a pu constater la présence de l'albumine, sans œdème, ou avec œdème très-léger.

OBSERVATION XXIX.

(Résumé d'une observation empruntée au Mémoire de M. Ollivier, sur l'albuminurie saturnine.)

Ch. Martin, âgé de 59 ans, peintre en bâtiments, est admis le 1er juin 1863, dans le service de M. Beau.

Pas d'antécédents héréditaires.

Il exerce sa profession depuis l'âge de 10 ans. Depuis cette époque, il a eu à plusieurs reprises de légères attaques de coliques, qui disparaissaient au bout de deux à trois jours de repos.

Il y a sept ans, ce malade ressentit des douleurs dans le gros orteil gauche; l'articulation métatarso-phalangienne devint rouge, tuméfiée, et la marche fut impossible pendant six semaines.

Cinq semaines après, nouvelle attaque dans l'orteil droit.

Quelques mois après, les articulations métacarpo-phalangiennes gauches devinrent rouges, douloureuses et tuméfiées. Le douzième jour la maladie était à son déclin, lorsque les articulations de la main droite se prirent à leur tour; même durée.

Plus tard, le malade eut encore trois attaques de goutte, l'une à l'articulation métacarpo-phalangienne de la main droite, l'autre au gros orteil, la troisième à la fois aux pieds et aux mains.

Il y a trois ans, coliques de plomb (trois mois).

Ultérieurement trois nouvelles attaques de goutte.

Il y a six mois, le malade rendit des urines très-colorées qui ressemblaient, nous dit-il, à du sang coupé avec de l'eau.

Au commencement d'avril survint lentement un tremblement des mains et des pieds.

État actuel. — Pâleur très-grande des téguments et des muqueuses labiales et oculaires, un peu de de bouffissure de la face et léger œdème à la partie inférieure de la jambe ; varices, traces d'ulcères variqueux ; presbytie ancienne. Petit liséré violacé à la racine des dents inférieures et supérieures. Pouls 60 ; cœur régulier ; urines décolorées, semblables à du bouillon de poulet (1200 gr. dans les 24 h.) ; un peu d'albumine.

Le 10. — Deux litres d'urines qui ne sont pas albumineuses.

Le 19. — L'urine des 24 heures a été analysée par M. Fordos, pharmacien en chef de la Charité :

<pre>
    Quantité . . . .   1250 grammes.
    Densité . . . .   de 1008,5 à 1018,5.
    Urée des 24 heures . .   11,437.
</pre>

A la sortie du malade pas d'albumine dans les urines, qui sont toujours extrêmement décolorées.

OBSERVATION XXX.

(Résumé d'une observation recueillie par M. Couturier et publiée par M. Bonamy, dans sa thèse sur les rétrécissements aortiques.)

P. B., âgé de 55 ans, peintre en bâtiments, entre le 23 février 1876, dans le service de M. le professeur Hardy, salle Saint-Luc, n° 13, à l'hôpital Necker.

Antécédents goutteux dans la famille, nuls.

En 1840, dysentérie et fièvres intermittentes pendant un séjour à la Guadeloupe. Quelques excès alcooliques à la même époque.

Depuis fort longtemps il vit très-sobrement.

Deux attaques antérieures de coliques légères.

Il entre actuellement à l'hôpital pour des accès de dyspnée d'une intensité effrayante. On constate un rétrécissement aortique.

Les urines contiennent une quantité considérable d'albumine.

Le 29. — Le malade présente des accidents d'apoplexie pulmonaire.

2 mars. — Les articulations métatarso-phalangiennes des deux gros orteils sont e siége de douleurs vives qui s'exaspèrent par la pression ou par le mouvement ; autour de ces articulations la peau est rouge.

On a évidemment affaire à une attaque de goutte probablement en rapport avec l'intoxication saturnine.

Le 28. — Le malade sort de l'hôpital relativement bien portant.

OBSERVATION XXXI.

(Résumé d'une observation empruntée à la thèse d'agrégation
de M. Renaut.)

Brageon (Jean), âgé de 53 ans, peintre en bâtiments, entre le 26 janvier 1875, salle Saint-Luc, service de M. le professeur Chauffard.

Peintre depuis l'âge de 12 à 13 ans, il ressent depuis vingt ans des troubles cérébraux bizarres, revenant par intervalles et caractérisés par une agitation, un besoin incessant de déplacement, de l'amnésie, de l'indécision. C'est cet état mental qui l'amène à l'hôpital.

Le sujet a l'aspect cachectique : joues creuses et pâles, teint jaunâtre ; il n'y a pas d'autres manifestations d'intoxication saturnine que des manifestations cérébrales.

L'urine présente une forte proportion d'albumine.

Vers le 15 février, on voit survenir un gonflement avec douleur et rougeur du gros orteil.

OBSERVATION XXXII.

(Communiquée par M. Lancereaux.)

Babère, âgé de 65 ans, peintre en bâtiments, entre le 6 janvier 1865, à l'Hôtel-Dieu, salle Saint-Jean, lit n° 4.

Ce malade présente tous les symptômes d'une intoxication saturnine avancée.

Le 4. — Il a été pris d'un accès de goutte siégeant au gros orteil gauche. Douleurs dans plusieurs articulations, les genoux principalement.

Le 9. — Le malade depuis trois jours éprouve une douleur violente au niveau du gros orteil droit ; il y a douleur et gonflement au point que le malade ne peut marcher, il accuse en outre des douleurs au niveau des deux genoux, mais il n'y a pas de gonflement, douleur sciatique.

Durée de l'accès de six à huit jours environ.

Sortie le 21 janvier. Vincennes.

Le malade revient en février. Il est de nouveau pris d'accès de goutte dans l'orteil gauche ; il éprouve en outre des douleurs dans les genoux. Deux accès pendant février et mars.

L'albumine existe en grande quantité dans les urines qui sont claires, limpides et sans dépôt.

Cachexie très-marquée. Tremblement des membres supérieurs.

Le malade a fait autrefois des excès d'absinthe, qu'il a cessé depuis quatre ou cinq ans.

Sort le 18 mars pour Vincennes.

Articulations. — On n'a pas eu souvent l'occasion de faire des nécropsies de goutteux saturnins, surtout au début de la maladie, aussi est-il assez difficile de décrire les lésions des articulations à la première période. Si l'on considère cependant, que la goutte saturnine ne diffère guère de la goutte ordinaire que par la plus grande rapidité de son évolution, l'abondance des dépôts tophacés, et l'existence, pour ainsi dire nécessaire, des lésions rénales (Charcot), qui provoquent une lithémie rapide ; on peut, ce nous semble, en s'appuyant sur quelques faits cliniques, et en s'aidant des connaissances acquises sur les lésions de la goutte ordinaire, on peut, disons-nous, tracer un tableau assez fidèle du processus de l'arthropathie goutteuse saturnine.

Garrod admet que toute inflammation goutteuse d'une articulation s'accompagne invariablement, et cela dès la première attaque, de la formation de dépôts d'urate de soude. Il va même plus loin, et voit dans ces deux ordres de faits une relation de causalité, à savoir que l'inflammation goutteuse serait subordonnée à l'existence des dépôts ; ceux-ci se produiraient, en premier lieu, au sein des divers tissus, et exciteraient par leur présence l'orgasme inflammatoire. Les cartilages et les ligaments seraient parsemés de dépôts uratiques, se montrant sous l'aspect de points blancs ou quelquefois de taches, les uns et les autres, à peine visibles à l'œil nu. Les jointures qui n'ont

pas encore été le siége d'une inflammation ne présente-
raient jamais de pareilles altérations.

Voici l'observation d'un malade chez lequel on trouva
des dépôts tophacés après une seule attaque de goutte.

OBSERVATION XXXIII.

(Communiquée par M. Lancereaux.)

Petit (Benoît), âgé de 57 ans, peintre, entre le 28 juillet à l'hôpital
Saint-Antoine, service de M. Lancereaux, salle Saint-Lazare, lit
n° 27.

Pas d'antécédents. Ancien marin; fièvres intermittentes. En quit-
tant le service militaire, il prend le métier de peintre. Alcoolique. L'an
dernier une attaque de goutte dans les orteils.

A son entrée à l'hôpital le 28 juillet, œdème des membres inférieurs,
des bourses. Albumine dans les urines. Liséré caractéristique des
gencives.

Le 29. — L'œdème et l'ascite augmentent. Régime lacté.

3 août. — Moins d'œdème. Beaucoup d'albumine.

Du 4 au 27. — L'œdème disparaît peu à peu; mais le malade prend
de plus en plus l'aspect et le teint cachectiques.

Le 29. — Nausées.

Le 4 septembre. — Trois litres d'urine.

Le 8. — Urines abondantes. Le malade éprouve des vertiges.

Le 23. — Il perd connaissance, tombe dans la salle et se blesse le
front.

Nous n'avons pu retrouver l'observation du 23 septembre au 26 octobre.

Le 26 octobre, l'autopsie fut faite, et on trouva dans les articulations
métatarso-phalangiennes des deux gros orteils des plaques blanches
de dépôts uratiques. Sur les deux surfaces articulaires petites granu
tions blanches qui tranchent nettement sur l'opalinité du cartilage.
Sur les ligaments, surtout à la partie interne de l'articulation, quelques plaques de même nature.

Reins petits, l'un pèse 65 gr. l'autre 55. Leur surface après décor-
tication est régulièrement granulée ; les granulations sont blanchâtres,
miliaires, circonscrites par un tissu rougeâtre. A la coupe, la substance
médullaire est moins altérée que la couche corticale qui est amincie.

La paroi des artères rénales est épaissie.

L'aorte dilatée présente des plaques blanches mamelonnées.

Ventricule gauche hypertrophié; sur la valvule mitrale, plaques graisseuses, jaunes, plus épaisses que le reste de la valvule.

Foie petit, d'une couleur peu foncée.

Cristallin droit, opaque et dur.

En résumé, il paraît probable, que toute articulation dans laquelle s'est manifestée, une seule fois, l'inflammation goutteuse, présente déjà quelques altérations.

La lésion articulaire, alors même qu'elle ne s'accompagne pas encore de déformation, n'est plus douteuse après la deuxième et la troisième attaque. Si on ouvre, en effet, une articulation plusieurs fois atteinte, on constate, de la façon la plus évidente, que les cartilages et les ligaments sont affectés de dépôts blanchâtres multiples et plus ou moins volumineux d'urate de soude. Ces dépôts semblent se produire de la surface du cartilage vers la profondeur; de sorte que dans les jointures nouvellement atteintes, l'altération ne se présentera qu'à la surface articulaire, tandis que dans celles frappées depuis longtemps toute l'épaisseur du cartilage sera envahie. D'après Garrod, la formation des dépôts tophacés ne serait point précédée de la résorption du tissu cartilagineux; l'urate de soude se déposerait simplement dans les interstices de ce tissu.

Quoi qu'il en soit, si l'on considère que les ligaments, les fibro-cartilages, les tendons et leurs gaînes peuvent être envahis par de semblables dépôts, à la suite d'un petit nombre d'accès, on comprendra facilement le mécanisme des ankyloses que l'on rencontre assez fréquemment dans le cours de la maladie. Les tumeurs que forment ces déformations peuvent atteindre la grosseur d'un œuf de pigeon, elles conservent ordinairement une consistance demi-molle et n'arrivent que bien rarement à la dureté du tissu osseux. Quelquefois, cependant, prenant un développement exagéré, elles peuvent distendre et perforer la peau qui les recouvre.

Si l'on examine au microscope cette matière tophacée, on constate qu'elle est formée de longues et fines aiguilles cristallines, qui semblent converger vers un centre commun. On a prétendu que la matière tophacée pouvait être tantôt cristalline et tantôt amorphe (Charcot). Garrod n'admet pas cette dernière forme, ce ne serait qu'une apparence produite par le mode de groupement et la direction générale des aiguilles cristallines.

On peut consulter, au sujet de l'état des articulations, les observations 23, 24, 37, 46, etc. En voici encore deux qui, moins intéressantes peut-être que les précédentes, ne sont pas cependant sans intérêt.

OBSERVATION XXIV.

(Résumé d'une observation de M. Pouey. Loc. cit.)

Rien à noter du côté des ascendants. Le père et la mère jouissent à l'heure actuelle d'une santé excellente.

Plusieurs coliques de plomb. Accidents articulaires dans les membres inférieurs.

Le 20 janvier 1876. — Etat fébrile peu marqué ; appétit nul ; vomissements de matières alimentaires et bilieuses (22 jours). Douleurs articulaires localisées à l'articulation tibio-tarsienne, aux petites articulations du tarse et du métatarse. Gonflement, rougeur, douleur très-vive au niveau de ces parties; poids des couvertures insupportable.

Du 20 au 30 mai. — Angine ; les vomissements persistent.

Le 29. — Rétention d'urine; cathétérisme ; précipité abondant d'albumine.

Le 31. — Vomissements incessants. Délire. Urémie.

Le 1er juin. — Etat général grave : urines rares, albumine. Le malade est oppressé, douleur de côté. Congestion pulmonaire localisée.

Le 2. — L'état s'aggrave ; le malade meurt dans la nuit.

Autopsie : dans la plèvre gauche vaste épanchement roussâtre tenant en suspension des grumeaux purulents et fausses membranes récentes ; deux litres environ de liquide.

Le poumon gauche est refoulé en haut et en arrière. A la coupe, il laisse écouler du sang rouge ; plongé dans l'eau, un fragment du tissu pulmonaire gagne le fond.

Le poumon droit est induré ; surface granuleuse. Quelques fragments projetés dans un vase rempli d'eau vont au fond.

Cœur gauche hypertrophié.

Léger épanchement dans le péritoine. Foie normal.

Les reins présentent les symptômes les mieux caractérisés de la néphrite interstitielle ; la place nous manque pour les indiquer. Dépôts d'acide urique dans les pyramides.

Surface articulaire du gros orteil couverte de concrétions d'urate de soude. L'examen de l'articulation tibio-tarsienne donne lieu aux mêmes constatations ; le tissu péri-articulaire contient, en outre, en cet endroit, des petits noyaux blanchâtres qui ne sont autre chose que des tophus.

OBSERVATION XXXV.

Dépôts goutteux dans la cavité articulaire du genou (1).

La pièce présentée à la Société a été prise sur un homme qui a été autopsié le matin à *Saint George's hospital*. Le malade était plombier et gazier, *classe d'ouvriers particulièrement exposés à la goutte*, et avait beaucoup souffert de cette affection depuis une période de seize ans. Il est mort de convulsions épileptiformes, conséquence d'albuminurie. Dans la cavité de l'articulation des genoux ont été trouvées des masses libres de substance fibrineuse mêlée à de l'urate de soude. Les reins étaient très-altérés.

OBSERVATION XXXVI.

(Wilks. Guy's hosp. Rep., 1875, p. 464.)

William M..., âgé de 44 ans, entre dans le service du Dr Wilks, le 2 avril, et meurt le 20 avril 1868.

Cet homme travaillait dans le plomb, et avait un liséré bleu des gencives.

Il est goutteux depuis neuf ans, et depuis lors a toujours eu de la céphalalgie.

Ordinairement trois attaques de goutte par an. Il n'avait pas l'habitude de boire.

A son entrée il avait la peau couleur jaune de cire, le teint pâle ; il se plaignait de douleurs dans l'abdomen.

(1) Communication faite à la Société pathologique de Londres, par le Dr Bence Jones. (The Lancet, 13 janvier 1856, p. 45.)

Ecoulement de l'urèthre rendant la miction difficile et douloureuse. Urines albumineuses.

Pendant son séjour à l'hôpital son intelligence est obtuse, il est incapable de répondre aux questions d'une façon suivie.

Il crachait une salive noire et sanguinolente, et était très-agité la nuit.

La goutte se localise dans le poignet droit et les deux pieds qui sont très-douloureux.

Le 16 il a commencé à délirer la nuit.

Le 18, pendant vingt-quatre heures avant la mort, délire et convulsions.

Autopsie. — Pie-mère injectée, cordon spinal très-congestionné.

Cœur. — Oreillette droite dilatée. Ventricule dilaté et hypertrophié.

Oreillette gauche dilatée aussi bien que le ventricule très-grandement hypertrophié. Valvules normales.

Perte d'élasticité de l'aorte ascendante.

Râte normale.

Rein petit et granuleux, six onces; substance corticale très-amincie.

Les articulations des membres inférieurs sont remplies de concrétions goutteuses (1).

Tophus. — On réserve plus particulièrement le nom de tophus à des concrétions de même nature que celles que nous venons de décrire, se montrant dans des parties autres que les articulations.

En règle générale, les tophus ne surviennent qu'après les concrétions articulaires; cette règle, cependant, a ses exceptions (1). Les tophus se montrent le plus souvent sur l'oreille externe et sous forme de petits points noirs. La matière qui les compose, d'apparence crayeuse, présente une consistance plus ou moins molle. Ces dépôts, ordinairement de la grosseur d'une tête d'épingle, mais pouvant acquérir celle d'un pois, occupent de préférence la

(1) Cette observation a été publiée par M. Wilks, sous le titre de Goutte saturnine.

(2) Voir un cas dans Hanot. Thèse de Paris, 1876, p. 55.

Durand.   5

gouttière de l'hélix. On peut encore les rencontrer, quoique plus rarement, dans d'autres points du corps, à savoir : le tissu fibreux, les ligaments, le tissu cellulaire sous-cutané, les gaînes tendineuses, la peau elle-même. On peut aussi en observer dans les viscères, sur la face interne de l'aorte, dans l'épaisseur des valvules du cœur et même dans les feuillets de la dure-mère spinale (Ollivier) (1).

D'après M. Charcot, les concrétions dures de l'oreille externe se détachent tôt ou tard, par suite d'un travail d'élimination, qui s'effectue d'ailleurs souvent sans que la peau présente le moindre indice d'inflammation ; alors une petite fossette représentant en quelque sorte le moule externe de la concrétion, marque pendant longtemps le lieu où celle-ci existait (2).

Voici comment M. le professeur Robin explique la production des tophus : « La formation des tophus, dit-il, s'explique par une désassimilation s'opérant trop rapidement et par la transsudation exosmotique des urates qui en est la conséquence, et qui, à son tour, a pour résultat le dépôt dans l'épaisseur du tissu cutané, principalement au niveau des articulations où le tissu fibreux prédomine, de ces matières crayeuses ; dépôt qui se fera là absolument comme dans certaines maladies on voit se faire des dépôts de matière plastique dans différents tissus. »

Voici quelques observations dans lesquelles on trouvera de beaux exemples de tophus et de concrétions tophacées articulaires.

(1) Charcot. Leçons sur les maladies du foie. p. 106.
(2) Note de M. Charcot dans la traduction de Garrod. Loc. cit.

Observation XXXVII.

(Résumé d'une observation communiquée par M. le professseur Charcot
et rédigée par M. Bourneville (1).

Coliques de plomb.— Paralysie des extenseurs. — Accès convulsifs.
Goutte. — Albuminurie.

M. L..., 31 ans (1872).Père mort d'un accident (1870) ; mère âgée de
60 ans, très-bien portante. — Pas de rhumatismes connus dans la
famille.

Fièvre cérébrale (?) à 2 ans; pas de lésions scrofuleuses. A 17 ans
commence à fabriquer du minium. Trois mois après coliques saturnines. Jusqu'à 22 ans, coliques fréquentes. — A cette époque, les
coliques se sont compliquées de trois accès ainsi caractérisés : perte
de connaissance, déviation de la face, contorsion des membres, écume. — Durée de quelques minutes.

Paralysie des extenseurs des mains (4 ou 5 mois). Pneumonie.

Premier accès de goutte à 24 ans : gros orteil gauche rouge, gonflé,
douloureux ; marche impossible.

De 24 à 26 ans, plusieurs petits accès (orteils, cou-de-pied, tendon
d'Achille).

A 26 ans, grand accès de goutte.

A 28 ans, quitte la fabrication du minium. Il était affaibli, impo-
tent ; au fur et à mesure que la goutte s'est développée, les coliques
de plomb ont diminué d'intensité. Sujet à la constipation.

Voici quelques indications sur la marche de ses accès de goutte :
dans l'hiver de 1869-70, violent accès ; mai, juin 1870, accès ;

Décembre, accès léger. Depuis ce moment jusqu'en mars 1871, il a
eu chaque mois, pendant deux ou trois jours, des douleurs. En mars,
petit accès. De mars à septembre, accidents erratiques. A partir du
15 octobre jusqu'à maintenant (novembre 1872), il a presque toujours
gardé la chambre, autant à cause de sa faiblesse que des douleurs.
Il a maigri beaucoup.

Etat actuel. Les pieds, les orteils, les genoux, surtout à gauche, la
hanche droite sont affectés à des degrés divers ; gros orteil gauche
très-déformé ; tophus sur le bord interne.

Membre supérieur du côté gauche :

Poignet gauche un peu déformé ; tophus au niveau de l'articula-

(1) Voir l'observation complète, in thèse de Pinet. Loc. cit.

tion. — Pouce légèrement pris. — Au niveau de la face dorsale de l'articulation métacarpo-phalangienne de l'index tophus de 1 centimètre de long sur 5 ou 6 millimètres de large. Les articulations phalangiennes sont déformées, volumineuses. Le médius est moins malade. Les articulations de l'annulaire sont toutes affectées, particulièrement celle de la phalangine avec la phalangette. La jointure du cinquième métacarpien avec la phalange de l'auriculaire est très-malade ; celle de la phalangine avec la phalangette est ankylosée (demi-flexion), tophus au-dessus de l'olécrâne.

Côté droit : Le pouce n'a rien. Les articulations de l'index sont comme aplaties ; tophus, sur l'articulation métacarpo-phalangienne du médius, deux tophus ; les autres jointures sont à peine touchées. Deux dépôts tophacés, plats, au niveau de la jointure de la deuxième avec la troisième phalange de l'annulaire. — Légère induration le long du cinquième métacarpien. — Flexion des deux dernières phalanges de l'auriculaire sur la première phalange.

Le coude a été pris ; quelques petits dépôts à la face palmaire droite.

Sur le bord de l'hélix de l'oreille gauche, existent quatre dépôts tophacés ayant le volume d'un grain de millet, on en voit deux plus gros sur l'oreille droite.

Albuminurie. — Depuis six ou sept ans, albumine dans les urines, sans œdèmes, troubles de la vue. Mort d'accidents urémiques fin de mai 1873.

Les dépôts tophacés deviennent quelquefois très-superficiels ; la peau qui les recouvre s'amincit et laisse voir par sa transparence la matière blanche qui les constitue. En pareil cas, leur véritable nature est aisément reconnue, cela arrive surtout lorsqu'il s'agit du gros orteil et des oreilles. On peut voir un cas semblable dans l'observation II et la suivante.

OBSERVATION XXXVIII.

(Résumé de l'observation publiée par M. Charcot dans la Gazette hebdomadaire de médecine et de chirurgie, t. X, p. 433.)

S. G., âgé de 56 ans, peintre depuis l'âge de 14 ans, entré le 14 octobre 1861 à l'hôpital Lariboisière, salle St Henri, service de M. Pidoux (intérimat de M. Charcot).

Pas d'antécédents héréditaires.

Entre 24 et 28 ans, plusieurs légers accès de coliques de plomb. A 28 ans, violent accès de colique de plomb, plusieurs accès dans la suite.

Première attaque de goutte à 32 ans; le gros orteil gauche est seul affecté. Durée de l'accès, quinze jours après cette attaque, hémor-rhoïdes.

Deuxième accès à 33 ans; la cheville gauche est cette fois le siége de l'affection. — Durée un mois.

La troisième attaque se localise dans le genou gauche; un mois.

Plusieurs attaques se sont produites dans la suite; c'est habituelle-ment en automne qu'elles survenaient. Un grand nombre d'articula-tions ont été prises à la fois.—Goutte chronique depuis deux ans.Il y a environ trois ans que G... a remarqué l'existence de concrétions qu'on rencontre aujourd'hui sur l'oreille externe.

Etat actuel 14 octobre. — La plupart des grosses articulations sont rouges, douloureuses, tuméfiées, principalement celles des genoux, des mains, des poignets. — Concrétions tophacées sur les oreilles ex-ternes; un tophus au voisinage des articulations des mains. Les orteils sont, pour ainsi dire, soudés, ankylosés dans leur articulation méta-tarpo-phalangienne, on perçoit une sorte de crépitation à *petits grains* dans les genoux.

Les poignets sont ankylosés. Déformation des mains. Dans l'inter-valle des diverses jointures des doigts, on observe çà et là des nodo-sités plus prononcées en général du côté de la paume de la main.

Sur la face pulmonaire de la phalangine de l'index droit, il existe une de ces nodosités consistant en une tuméfaction à base dure, sommet fluctuant, qui occupe tout l'espace compris entre les deux articulations.

Au sommet de cette tumeur, la peau amincie laisse voir par trans-parence une coloration d'un blanc crayeux. Une incision pratiquée sur ce point laisse d'abord couler une substance demi-liquide d'un blanc mat, puis une substance de la même couleur mais de consis-tance caséeuse.

Trois concrétions se voient sur la face externe de l'oreille gauche; elles sont logées dans la cavité de l'hélix à la partie supérieure. L'une d'elles consiste en une espèce de kyste du volume d'un grain de chè-nevis, d'où l'on a extrait par une légère piqûre, une matière liquide, d'un blanc mat, qui a été examinée au microscope. En renversant légèrement en dehors le pavillon de l'oreille, on aperçoit sur sa face interne un kyste analogue au précédent, plus volumineux et percé au centre d'un petit pertuis.

Ce kyste est vide, il est très-vraisemblable qu'il contenait autrefois de la matière tophacée qui se sera éliminée spontanément. Sur l'oreille droite plusieurs concrétions blanches et dures, siégeant sur la partie inférieure de l'anthélix ; une autre concrétion se voit sur le bord postérieur même de l'oreille, au point d'union de ses faces interne et externe.

Examen microscopique de la matière des tophus.

Mon ami le Dr Vulpian et moi, nous examinâmes avec soin, la matière extraite par incision des tophus de l'index et de l'oreille externe. Cette matière était constituée par des amas de cristaux aciculaires très-grêles. La solution aqueuse de soude pure, pour peu qu'elle ne fût pas diluée, dissolvait rapidement ces cristaux, et l'on voyait alors apparaître, au bout de quelques instants de petites masses quelquefois régulièrement arrondies, mais le plus souvent irrégulièrement sphéroïdales, à demi transparentes, formées d'urate neutre de soude ; si l'on mettait ensuite ces petites masses en contact avec l'acide acétique, elles se dissolvaient, et il se formait presque aussitôt de nombreux cristaux caractéristiques d'acide urique. Ces mêmes cristaux se formaient avec une égale rapidité, quand on faisait agir l'acide acétique directement sur les cristaux d'urate acide qui constitue les concrétions tophacées. Des solutions très-concentrées de potasse caustique et l'ammoniaque ne modifiaient d'aucune façon la matière tophacée.

L'examen de la sérosité d'un vésicatoire par l'expérience du fil de Garrod, a montré de nombreux cristaux d'acide urique.

Voici encore une observation publiée par Garrod dans son traité de la goutte, page 93, et remarquable par le nombre et le volume des tophus.

OBSERVATION XXXIX.

J. B..., âgé de 43 ans, exerçant la profession de plombier. Pas de prédisposition héréditaire. Il ne se livre à aucun excès, mais il a l'habitude de boire deux pintes de porter par jour. Il a beaucoup souffert de la goutte depuis douze ou quatorze ans, surtout au printemps et à l'automne ; la première attaque qui eut pour siége le gros orteil remonte à une vingtaine d'années, le répit fut ensuite d'assez longue durée.

Il y a environ dix ans, la maladie s'est montrée de nouveau et sous une forme bien plus générale, plusieurs articulations, indépendamment de celle du gros orteil, furent envahies. A partir de cette époque les attaques furent intenses et parurent fréquemment. Il y a de cela cinq ans, le malade s'aperçut que la première articulation phalangienne du doigt annulaire gauche était notablement augmentée de volume. Cette tuméfaction fut d'abord attribuée à la présence d'un morceau de verre qui s'était introduit dans cet endroit; mais par la suite, il se fit des dépôts évidemment de nature goutteuse sur plusieurs autres points. Lorsque le malade vint réclamer mes soins, il présentait l'état suivant : un liséré bien marqué sur le bord libre des gencives qui sont pâles ainsi que les lèvres et la face elle-même.

Jamais cet homme n'a eu de coliques de plomb.

L'hélix de l'oreille droite présente deux concrétions blanches, et dans la bourse séreuse située derrière le coude gauche, il existe des dépôts tophacés dont on constate aisément la présence par le toucher. Ces deux mains sont très-difformes ; plusieurs jointures des phalanges sont ankylosées, et çà et là les concrétions sont tellement superficielles qu'elles se dessinent sous forme de plaques blanches.

La première jointure du doigt annulaire a acquis, ou peu s'en faut, le volume d'un œuf de poule. La tumeur a son plus grand diamètre dans le sens transversal, de telle sorte qu'elle recouvre de chaque côté les doigts voisins ; elle est rouge, tendue et luisante; les vaisseaux sanguins sont très-apparents à la surface. A en juger par la sensation que donne le toucher, elle serait composée par un mélange de matières solides et demi-liquides. Elle tend à s'accroître depuis quelques années ; elle est sans aucun doute constituée par l'urate de soude, dont la consistance varie aux différents points de la tumeur. Les chevilles de chaque côté et le pied droit ont augmenté le volume, mais ne sont pas œdématiés ; sur plusieurs orteils on remarque de petites taches qui autrefois ont donné issue à la matière crétacée ; la bourse séreuse prérotulienne du côté gauche est volumineuse et fait une saillie bien marquée ; elle présente quelques taches blanches produites par des dépôts superficiels, dont il s'est plusieurs fois détaché des fragments de matière tophacée. L'urine est pâle et assez abondante. La pesanteur spécifique est 1010. Pendant la durée des attaques elle devient légèrement albumineuse et renferme des cylindres granuleux et cireux.

Voici encore deux des premières observations publiées par Garrod sur la goutte saturnine.

OBSERVATION XL.

W. Fletcher, 38 ans, ouvrier gazier. N'a jamais eu de coliques de plomb, boit beaucoup de gin, de bière et de porter. Quatre ou cinq attaques de goutte bien marquées. L'attaque présente a commencé dans la pulpe du gros orteil gauche ; après quatre ou cinq jours, les genoux, les coudes, les mains, les doigts et la cheville gauche, les articulations du métacarpe et des phalanges ont été affectées. Empreinte à la pression dans ces régions. Dépôts d'urate de soude sur la surface palmaire de l'index de la main gauche. Pas de tophus aux oreilles.

OBSERVATION XLI.

Fr. Plant, 43 ans, peintre en bâtiments. Boit modérément du porter et du gin, mais pas de grands excès. Bon état de santé, quoique ayant souffert de coliques de plomb et de goutte. Attaques nombreuses, la première datant de onze ans, et ayant atteint la cheville près le gros orteil droit. La présente attaque a commencé dans le genou gauche, ensuite le dos de la main gauche, la main droite, les deux pieds, les chevilles et quelques articulations des mains. Empreintes à la pression. Dépots d'urate de soude sur les deux oreilles. Pas d'autres tophus n'ont été observés. Pas de déformations permanentes des articulations.

Voici enfin quelques passages d'une observation publiée par William Falconer dans le *British medical Journal* de 1861.

OBSERVATION XLII.

R. A., âgé de 47 ans. Saturation de son organisme par le plomb, le maniement et les vapeurs des soudures. Attaques répétées de coliques des peintres.

La première attaque de goutte date de Christmas derniers, l'articulation matatarso-phalangienne du gros orteil avait été atteinte. (Trois attaques se suivent en quelques mois.)

Au mois d'août suivant (c'est-à-dire six mois environ après le premier accès de goutte), on observait des tophus dans les articulations du gros orteil.

Etat du foie. — En faisant nos recherches sur l'état du foie dans la goutte saturnine, nous avons rencontré les lignes suivantes : « S'il est vrai, comme le pense Murchison, que le foie soit l'intermédiaire entre le saturnisme et la goutte, cette hypothèse crée une contradiction difficile à expliquer. En effet, d'après cet auteur, l'état congestif du foie exagère le fonctionnement physiologique de la glande d'où résulte l'accumulation d'acide urique dans le sang. Or, chez les saturnins le foie est précisément dans les conditions diamétralement opposées, puisqu'il est retracté et exsangue » (1).

Quoique nous ne pensions pas que le foie soit l'intermédiaire entre le saturnisme et la goutte, nous avons voulu rechercher cependant si cet organe est aussi souvent rétracté et exsangue que semble le supposer l'auteur de l'article. Nous avons pu constater qu'il n'en est pas toujours ainsi. Les faits suivants puisés aux meilleures sources suffiront à montrer que le foie n'est pas toujours rétracté et exsangue dans le saturnisme, et qu'il paraît au contraire, d'après un petit nombre de cas il est vrai, être assez souvent normal dans la goutte saturnine.

Que le foie soit rétracté pendant les coliques de plomb, comme l'a si bien démontré M. le professeur Potain, nous ne le nions pas, mais contrairement à l'auteur cité plus haut, nous pensons que cet organe doit être le plus souvent normal, quelquefois même hypérémié dans la goutte saturnine.

Nous n'avons cependant pas la prétention de résoudre la question avec un si petit nombre d'observations; nous désirons simplement appeler l'attention des observateurs sur l'état de la glande hépatique dans la goutte saturnine, et même dans le saturnisme en général.

(1) Dict. des sc. méd. Art. Foie, p. 687.

Voici les faits sur lesquels nous avons basé notre opinion, opinion révisable d'ailleurs devant des preuves contraires.

Observations.

L..., âgé de 43 ans, exerce depuis 32 ans la profession de peintre en bâtiments. Coliques saturnines et paralysie des muscles extenseurs des avant-bras ; accès de goutte, albuminurie et urémie.

Autopsie : Atrophie des extenseurs ; infiltration uratique des cartilages articulaires des orteils, néphrite interstitielle, foie hypérémié, etc.

On peut voir les détails de cette observation publiée par M. Lancereaux, à la page 43.

Pradier, 53 ans. Saturnisme chronique ; accès de goutte ; albuminurie ; urémie. Autopsie : néphrite interstitielle, hypertrophie du cœur ; dépôts uratiques dans les cartilages articulaires ; foie normal, etc.

Cette observation se trouve à la page 46.

Duhamel, 36 ans, peintre en bâtiments depuis 24 ans. Nombreuses coliques saturnines ; albuminurie persistante ; paralysie des extenseurs ; mort subite. Néphrite interstitielle ; le foie est congestionné mais ne présente pas d'autres altérations. (De l'albuminurie saturnine, Ollivier, obs. XV.)

X..., 55 ans. Coliques et arthralgie saturnines ; goutte ; albuminurie ; néphrite interstitielle ; cœur hypertrophié ; infiltration des articulations ; foie normal.

Cette observation se trouve à la page 45.

X... Intoxication saturnine ; goutte ; albuminurie ; urémie ; néphrite interstitielle ; dépôts uratiques des articulations ; foie normal quant au volume, parenchyme sain. (Page 63.)

X..., 49 ans, peintre. Albuminurie ; urémie ; hypertrophie du cœur ; néphrite interstitielle ; foie et rate peu modifiés.

X..., 35 ans, peintre ; œdème léger ; urémie ; cœur hypertrophié ; néphrite interstitielle ; cœur et rate peu modifiés.

X...., 36 ans, imprimeur, Cérusier; ictère, paralysie des avant-bras; convulsions; albuminurie; urémie; néphrite interstitielle; foie diminué; altération granulo-graisseuse de ses cellules.

X....,âgée de 48 ans, polisseuse de caractères d'imprimerie. Paralysie des bras; léger œdème; symptômes de phthisie pulmonaire; albuminurie; néphrite interstitielle; tubercule dans les poumons; foie gras.

X...., 35 ans, peintre. Coliques saturnines; délire: amaurose; albuminurie; éclampsie; néphrite interstitielle; cœur hypertrophié; foie normal.

Les observations qui précèdent ont été publiées par M. Lancereaux dans l'article rein du *Dictionnaire des sciences médicales*, elles suffiront à montrer, pensons-nous, que le foie n'est pas toujours rétracté dans le saturnisme chronique. On ne saurait nous objecter que le plomb n'a pas eu dans ces cas le temps d'agir, puisque tous ces individus étaient de vieux saturnins, qui succombèrent pour la plupart aux lésions les plus avancées de l'intoxication.

Nous le répétons, nous ne prétendons pas résoudre la question, nous la posons seulement.

A l'autopsie des goutteux saturnins, on peut encore rencontrer un grand nombre d'autres altérations. Mais les unes étant sous la dépendance directe du saturnisme, les autres de l'altération rénale et de l'albuminurie, nous ne croyons pas devoir nous y arrêter longuement, nous nous bornerons à les énumérer.

L'obstacle à la circulation dans le rein détermine une tension permanente dans le système artériel, et provoque une hypertrophie du cœur, particulièrement du cœur gauche, et une dilatation de certaines artères : aorte, rénales, cérébrales, etc. Celles-ci [renferment souvent aussi quelques nodosités ou plaques athéromateuses dues à la goutte.

On peut encore rencontrer des lésions oculaires, cérébrales, nerveuses, etc.

On a décrit une pleurésie goutteuse, et voulu voir également dans la présence des noyaux calcaires dans le poumon congestionné une manifestation de la goutte.

La question aurait peut-être besoin d'être encore étudiée. Notons simplement que dans quelques-unes de nos observations on a rencontré de pareilles lésions.

Ne pourrait-on pas mettre aussi bien ces altérations sur le compte des tubercules et de la tension sanguine consécutive à la lésion rénale ?

CHAPITRE IV.

PATHOGÉNIE OU NATURE DE LA GOUTTE. — THÉORIE ANCIENNE.— DOCTRINE DE CULLEN. — THÉORIE MODERNE. — RECHERCHES RÉCENTES SUR LES FONCTIONS DU FOIE.— THÉORIE DE MM. MURCHISON ET CHARCOT SUR LA PATHOGÉNIE DE LA GOUTTE. — PATHOGÉNIE DE LA GOUTTE SATURNINE. — EXPÉRIENCE DE ZALESKY.

Avant de développer notre opinion sur la pathogénie de la goutte saturnine, nous ne pensons pas qu'il soit inutile de jeter un rapide coup d'œil sur quelques-unes des principales théories qui ont été émises sur la nature de la goutte.

Cette revue historique, que nous ferons aussi courte que possible, permettra de mieux apprécier les progrès accomplis, elle nous servira en outre à faire ressortir d'une manière plus nette les différences capitales qui existent entre la pathogénie de la goutte ordinaire et celle de la goutte saturnine.

Pendant une longue suite de siècles, les doctrines humorales régnèrent sans conteste. La première, émise par Hippocrate, voyait dans la goutte la conséquence d'une rétention des humeurs dans le sang.

Les médecins qui vinrent après lui, faisaient bien dépendre la goutte de certaines conditions du sang, mais tous n'envisageaient pas de la même manière cette altération présumée du liquide sanguin.

Galien pensait que la goutte est engendrée par une accumulation dans les parties affectées de principes qu'il supposait être le phlegme, la bile, le sang, ou un mélange de ces diverses humeurs, qui en se concrétant ou se solidifiant forment les tophus.

Cœlius Aurélianus la regardait comme héréditaire. Pour lui les principales causes de la maladie étaient les excès dans le boire et le manger, l'action du froid, la débauche, les violences extérieures. Il en plaçait le siége dans les tendons et les ligaments.

Alexandre de Tralles (565) admet plusieurs causes et plusieurs variétés de la goutte ; celle-ci est déterminée tantôt par le sang qui afflue dans les jointures et y occasionne de vives douleurs ; tantôt par la bile qui s'insinue entre les tendons et les ligaments, d'autres fois enfin par la présence d'autres matières peccantes. Il donne les moyens de distinguer les variétés dont il admet l'existence,

Aétius et Paul d'Egine (620) considèrent la goutte comme héréditaire et la font dépendre à la fois d'une débilité locale et d'une surabondance des humeurs.

Les Arabistes Avicenne, Rhazès (585), Haly-Abbas admettent la théorie d'Aétius et de Paul d'Egine, à savoir l'accumulation dans les jointures affaiblies de liquides produits par des excès de table et des indigestions ; la faiblesse articulaire serait le résultat d'exercices immodérés, d'intempérance et de débauche.

Vers la fin du xiii° siècle, Demétrius Pépagomène, écrit un traité de la goutte ; pour lui cette maladie est produite par une accumulation d'humeurs qui se déposent dans la jointure affectée et qui proviennent de l'imperfection des digestions et de l'insuffisance dans les excrétions.

Est-il besoin de citer les théories qui admettaient comme cause de la goutte : l'acrimonie du liquide synovial (Paracelse) ; l'élaboration vicieuse du liquide spermatique et tant d'autres hypothèses non moins bizarres ?

Pour Sydenham (1683), il existe une matière morbifique dans l'économie ; elle est le résultat de coctions imparfaites, opérées soit dans les premières, soit dans les secondes voies, et les efforts de la nature pour éliminer cette matière peccante constituent les symptômes de la goutte.

Musgrave (1702) voit dans la goutte une maladie des glandules situées dans les articulations et dans leur cavité même.

Au xvii° et xviii° siècle Hoffman et Coste (1768) voient dans les concrétions un sel tartrique accumulé dans le sang et analogue au tartre qui se concrète dans des tonneaux où du vin a été renfermé.

Beaucoup d'autres théories furent encore émises, nous ne nous attarderons pas à les énumérer, ne voulant citer que les principales.

Les doctrines humorales qui, jusque là, avaient régné sans opposition, commencèrent au xvii° siècle à rencontrer des contradicteurs ; on vit naître de nouvelles théories, dans lesquelles entrait en jeu non plus l'altération des humeurs, mais une altération des organes. La première, due à Boerhaave (1721) admettait comme cause prochaine de la goutte une affection de l'estomac, imputable surtout à la nature des aliments. Cette théorie, soutenue également

par Van-Swieten, Parry, Suton, peut se résumer dans les
deux aphorismes suivants :

« Ejus vitii origo proxima in indigestione viscerum. »
(BOERHAAVE).

« Indigestio viscerum merito pro origine proxima hujus morbi habetur. »
(VAN SWIETEN).

Les partisans de cette théorie admettaient que la goutte
est contagieuse.

La doctrine de Boerhaave ne rencontra pas grand crédit,
et la théorie humorale n'en resta pas moins dominante.
Mais bientôt, vers la fin du dernier siècle, celle-ci rencontre dans Cullen un nouvel adversaire, qui dirigea contre
elle d'importantes objections, et ses arguments eurent
alors un grand retentissement en raison même de la grande
autorité de l'auteur. Pour lui rien ne démontre l'existence
d'un principe morbifique particulier chez les sujets disposés à la goutte, il n'est pas d'observation, ajoute-t-il, propre
à établir que le sang et les liquides sécrétés diffèrent en
quoi que ce soit, chez les goutteux, de ce qu'ils sont chez
les autres sujets. Il considère les tophus invoqués par les
humoristes à l'appui de leurs idées, comme des productions
qui ne se montrent qu'à certaines périodes de la goutte, et
dans quelques cas seulement. De plus, si l'on admet l'action de ce principe spécial, comment peut-on rendre
compte des phénomènes de la maladie; il ne peut, entre
autres, expliquer les métastases fréquentes et soudaines
d'une partie à l'autre. Il fait ressortir que la goutte n'est
pas contagieuse, et trouve là un argument favorable à
l'opinion qui rejette l'existence d'une matière morbifique
particulière.

En trouve-t-on une preuve plus solide dans l'hérédité?
Mais d'un côté, la plupart des maladies héréditaires ne

reconnaissent pas pour cause l'action d'une certaine matière morbide, mais bien plutôt une constitution particulière du corps, laquelle se transmet des parents aux enfants. D'un autre côté, les maladies héréditaires qui dépendent d'un poison morbide, se manifestent dans un âge beaucoup moins avancé que ne le fait la goutte.

Pour Cullen la goutte dépend d'une conformation particulière du corps et surtout de l'état des puissances motrices primordiales, c'est-à-dire, du système nerveux. D'après lui, il y a chez quelques personnes un état de vigueur et de pléthore de l'économie, qui, à une période de la vie, est sujette à une perte de ton dans les extrémités. Cette perte de ton se communique jusqu'à un certain point à tout le système, mais se manifeste surtout dans les fonctions de l'estomac, si elle survient pendant que l'énergie du cerveau est encore intacte, la force médicatrice de la nature, tend à rétablir le ton des parties, elle y parvient en déterminant une affection inflammatoire dans quelques parties des extrémités. Lorsque la réaction nerveuse et vasculaire de l'organisme est franche, les phénomènes inflammatoires, qu'elle produit, rendent le ton aux extrémités et la santé se rétablit ; tel est le processus de la goutte régulière. Si au contraire des phénomènes inflammatoires, ne viennent pas rétablir le ton des extrémités, l'atonie continue à se manifester dans l'estomac et d'autres parties internes ; telle est la goutte atonique.

Si enfin la réaction inflammatoire se produit, mais que pour une cause quelconque elle soit insuffisante à rétablir le ton de l'organisme, on observe alors les symptômes de la goutte rétrocédée.

Un quatrième cas peut se présenter : la réaction se produit bien, mais par l'effet de circonstances particulières, elle se porte, non plus aux extrémités atteintes d'atonie, mais bien sur une partie interne, où elle détermine une

affection inflammatoire, et constitue, alors, la goutte mal
placée.

Cette opinion trouva des partisans dans Brown et Co-
pland.

En 1771, Rouelle, le jeune, découvre l'urée qu'il appelle
la matière savonneuse de l'urine.

En 1793, Murray Forbes publie sur la goutte et la gravelle un petit ouvrage fort remarquable. Avec une rare sa-
gacité, il est conduit par la présence de l'acide urique dans
les urines à admettre sa présence dans le sang, où la chimie ne l'a pas encore découvert : « La fréquente déposi-
tion de l'acide urique dans diverses parties du corps té-
moigne assez, dit-il, de sa présence dans les liquides de
l'économie. » Dans ce travail, il met encore en relief les
rapports qui existent entre la goutte et la gravelle. Quelques années plus tard (1797), Wollaston découvrait la véritable nature des concrétions goutteuses et montrait qu'elles sont composées, non pas d'acide urique, comme le
croyait Forbes, mais bien d'urate de soude.

Ces deux auteurs relèvent un peu la doctrine humorale,
si fortement ébranlée par les attaques de Cullen, et font
faire un premier pas vers la connaissance de la nature
réelle de la goutte.

Mais la théorie de Cullen n'en continua pas moins à ré-
gner encore pendant quelque temps.

On vit alors deux opinions partager les médecins. Les
solidistes d'un côté, les humoristes de l'autre.

Scudamore (1) ne peut admettre que l'acide urique soit
la cause de la goutte ; il lui semble que si sa présence dans
le sang était réelle, il devrait toujours être éliminé par les
reins, il subordonne plutôt la maladie à un état de pléthore
sanguine.

____

(1) Traité de la goutte, 1820. Loc. cit.

Barlow se range à l'opinion de Scudamore ; pour lui, le paroxysme de la goutte doit être considéré comme un trouble constitutionnel de nature inflammatoire, suivi d'une inflammation locale d'un caractère particulier, et ayant pour siége une ou plusieurs jointures (1).

Barthez (1802) pense que deux choses sont nécessaires pour déterminer la goutte ; un état diathésique et une infirmité relative des parties sur lesquelles se font les fluxions morbides.

Dans ces derniers temps, Brown est revenu sur la théorie de Cullen, et nous citons son opinion en raison même de sa singularité. D'après cet auteur : l'attaque de goutte consisterait dans une irritation primitive, idiopathique, des épanouissements des nerfs périphériques ; il faudrait donc la ranger parmi les névroses, car c'est, dit-il, dans cette classe de maladie que l'on trouve ses analogies et ses liens de parenté. Voici les raisons sur lesquelles Brown s'appuie pour étayer son opinion ; ce sont :

1° L'état du système nerveux avant l'attaque, avec les symptômes d'excitation ou de dépression qu'il présente ; les causes occasionnelles qui toutes exercent leur influence ur le système nerveux, les sensations de frôlement, de courants d'air, d'eau qui sourdrait à travers les nerfs de la partie qui va être prise.

2° Les intermittences pendant l'attaque elle-même, qui sont souvent tellement complètes qu'on peut regarder l'attaque comme une suite de plusieurs petites attaques qui viennent et s'en vont à une heure déterminée.

3° Le rhythme des attaques qui sont tantôt annuelles, tantôt sémestrielles, et qui reviennent à leur moment fixe et ordinaire, malgré toute espèce de traitement prophylactique.

(1) Scudamore et Barlow acceptèrent plus tard les théories humorales. Garrod, p. 356.

4° La tendance à la métastase, qui se produit sous l'influence d'une cause nuisible extérieure, avec disparition de la douleur dans la partie primitivement attaquée.

5° Les troubles fonctionnels de la vie végétative ont pour résultat une altération dans le mélange du sang, parce que certains éléments qui devaient en être éliminés y sont retenus, que celui-ci en reçoit d'autres dont la transformation est encore imparfaite et qu'enfin certains éléments que le sang renferme déjà se transforment d'une manière incomplète ou bien en des produits anormaux. Cette dyscrasie goutteuse consiste toujours en un excès d'acide urique et fréquemment en un excès d'urée, et dans la rétention d'éléments oxydables tels que l'acide lactique.

6° Les dépôts d'acide urique, que l'on observe si souvent dans la diathèse goutteuse, ne prouvent point que l'acide urique et ses sels soient éliminés en plus grande quantité comme on le croyait ; ils prouvent seulement que la quantité qui existe a été précipitée d'une manière assez complète du liquide qui le tenait en dissolution.

Le temps et la place nous manquent pour parler des théories de Stall, Van-Helmont, Guilbert (1), Gairdner (2), et nous revenons de suite aux humoristes.

Parmi les partisans de la théorie humorale, qui ont soutenu l'existence d'une relation intime entre la goutte et la présence de l'acide urique dans le sang, il faut citer Parkinson, Wollaston, Sir E. Home, Holland, Ch. Petit, Cruveilhier, Todd, Prout, Watson, etc. Les points principaux de cette théorie peuvent être résumés dans les propositions suivantes présentées par Garrod (3) :

(1) Guilbert voyait dans la goutte le résultat de la rétention de certains produits excrémentitiels qui remplissent les vaisseaux lymphatiques.

(2) On gout its history, its cause and ist cure, 2ᵉ édition. London, 1851.

(3) Garrod. La goutte, sa nature et son traitement, trad. par Aug. Ollivier, p. 365.

1° Dans la goutte, l'acide urique, sous la forme d'urate de soude, existe toujours en proportion anormale dans le sang aussi bien antérieurement à l'accès que pendant sa durée même. Cet excès d'acide urique est une condition nécessaire à la production des accès de goutte ; néanmoins, dans certains états morbides, tels que l'intoxication saturnine, par exemple, et dans quelques autres circonstances encore, l'acide urique péut s'accumuler dans le sang, sans qu'il s'ensuive aucun symptôme articulaire. La seule présence de l'acide urique en excès ne suffit donc pas à expliquer le développement de l'accès de goutte.

2° Les travaux les plus récents sur l'anatomie pathologique de la goutte prouvent, d'une manière incontestable, que l'existence d'un dépôt d'urate de soude dans les tissus affectés est un caractère *constant* de la véritable inflammation goutteuse.

3° Ce dépôt occupe les interstices des tissus, et il est de structure cristalline ; une fois formé dans les cartilages ou les tissus ligamenteux, il persiste pendant fort longtemps, peut-être même pendant toute la durée de la vie du malade.

4° L'urate de soude, qui constitue les dépôts dont il s'agit, doit être considéré comme la cause et non comme l'effet de l'inflammation goutteuse.

5° L'inflammation goutteuse tend à détruire l'urate de soude dans le sang de la partie où elle siége, et, par suite, dans tout le système circulatoire.

6° Les reins sont affectés dans la goutte, vraisemblablement dès la période initiale ; ils le sont très-certainement lorsque la maladie est devenue chronique. La lésion du rein n'est peut-être d'abord que fonctionnelle ; plus tard, l'organe est modifié dans sa structure. Le produit de la sécrétion urinaire est également modifié dans sa composition.

7° L'altération du sang, qui résulte surtout de la présence de l'urate de soude en excès, est probablement la cause des troubles morbides qui précèdent l'accès de goutte, et aussi de plusieurs des symptômes qu'on observe parfois chez les sujets goutteux.

8°. Indépendamment des particularités individuelles, les causes qui prédisposent à la goutte sont toutes les circonstances qui ont pour effet d'accroître la formation de l'acide urique dans l'organisme, ou encore de retenir cet acide dans le sang.

9°. Les causes excitantes des accès de goutte sont toutes les circonstances qui tendent à diminuer l'alcalinité du sang ; toutes celles qui, à un moment donné, augmentent d'une manière notable la formation de l'acide urique, ou entravent temporairement l'élimination de cet acide par la voie des reins.

10°. L'existence d'un dépôt d'urate de soude dans les parties affectées par l'inflammation est exclusivement propre à la goutte. Elle ne se rencontre dans aucune autre maladie.

Presque tous les médecins de notre époque ont adopté la théorie humorale, et accepté les conclusions de Garrod.

Mais d'où provient cet acide urique ainsi incriminé ? La résolution de cette question touche évidemment de bien près à la connaissance de la nature réelle de l'affection qui nous occupe. En effet, si on admet que la goutte peut être la conséquence de la production exagérée de l'acide urique, il en résulte qu'on ne saurait avoir une notion exacte de la pathogénie de la maladie tant qu'on n'aura pas déterminé d'une façon certaine l'organe producteur de ce principe morbifique, et les conditions capables d'en exagérer la sécrétion. Aussi entrerons-nous dans de longs développements à ce sujet, sans craindre de paraître nous égarer, car c'est, à notre avis, une question de la plus grande importance.

L'urée ($CH^4 AZ^2 O$) est un produit de désassimilation

des matières albuminoïdes, mais ce n'est pas le seul, et à côté doit naturellement se placer l'acide urique (C^5 H^4 AZ^4 O^2) qui appartient chimiquement et physiologiquement à la même série que l'urée, moins oxidé que celle-ci et moins soluble (1).

Pour M. Dumas, « L'oxygène du sang artériel, en passant par les capillaires, y détruit par une véritable combustion les tissus devenus impropres à la vie; le carbone et l'hydrogène de ces tissus tendent, au moins en partie, à se transformer en acide carbonique et en eau pour être rejetés par les poumons. Mais quelle forme prendra l'azote? La combinaison la plus simple qu'il pourrait former serait l'ammoniaque ; ce corps ne pouvant exister à l'état de liberté dans l'économie, la nature a dû le modifier, il lui a suffi pour cela de le mettre en rapport avec l'acide carbonique, et d'éliminer de cette combinaison les éléments de l'eau pour le transformer en urée. Ce principe, étant neutre et soluble dans l'eau, peut passer sans le moindre danger dans le torrent circulatoire, et être recueilli et rejeté par les reins. Telle est l'origine de l'urée. On voit que c'est en quelque sorte un corps brûlé qui résulte de l'oxydation des matières azotées de l'économie. » Si pour une cause quelconque, l'oxydation de ces matières ne se fait qu'incomplètement, le produit ne sera plus de l'urée, mais de l'acide urique.

Un certain nombre de physiologistes, parmi lesquels il faut citer : Gmelin, Müller, Cl. Bernard, Barreswil, Neubaüer se rangèrent à l'opinion de M. Dumas.

MM. Béchamp et Ritter (2) appuyèrent cette théorie par des expériences de laboratoire, dans lesquelles ils auraient réussi à faire directement de l'urée en oxydant des matières

---

(1) Voir pour l'Etude de l'urée, l'excellente thèse de M. G. Bouchardat, 1869.

(2) Ritter. Comp.-ren. Acad. sc., 2 novembre 1872.

albuminoïdes par le permanganate de potasse. Lehmann (Précis de chimie physiologique) se rangea également à cette opinion ; d'après lui, « on ne saurait décider, si l'urée ne forme sur les lieux mêmes où s'opère le renouvellement des parties désorganisées, ou si elle prend naissance dans le sang. Toutefois plusieurs raisons portent à croire qu'elle se forme de préférence dans le sang, aux dépens d'autres matières azotées, constituant des débris d'organes, ou des produits de la transmutation des tissus, etc. »

M. Hirtz pense aussi que « produit ultime de l'oxydation des matières albuminoïdes, scorie en quelque sorte du foyer de la combustion animale, l'urée parait représenter par sa quantité l'intensité de la destruction. » (1) Cette opinion, peut-être un peu trop basée sur des expériences de laboratoire était passible d'un grand nombre d'objections.

Elle trouva des contradicteurs dans les personnes de MM. Bouchardat et Robin. M. Bouchardat démontra le premier par ses observations qu'il n'y a pas de rapport exact entre la quantité d'urée et d'acide urique éliminés et l'élévation de la température, que même dans certains cas remarquables par l'exagération de ces principes dans les urines, la température, au lieu d'augmenter, baisse quelquefois de quelques dixièmes de degrés.

Il fut bientôt acquis que dans certaines maladies fébriles les urines ne contiennent pas un excès d'urée; dans l'ictère grave, par exemple, la température axillaire peut atteindre 39°, 40° et 41°, et c'est à peine si on trouve trace d'urée dans les urines. Tandis que dans le diabète (Bouchardat) la quantité d'urée éliminée dans les 24 heures peut s'élever à une proportion considérable (60 gr.) et la température axillaire descendre à 36°.

D'après cela il était bien difficile de considérer comme étroitement unis par les liens de cause à effet deux phéno-

(1) Hirtz. Art. Fièvre. Dict. de méd., t. XIV, p. 719.

mènes, la chaleur et la quantité d'urée éliminée, puisque leurs variations sont souvent contradictoires (Brouardel).

La théorie de l'oxydation fut cependant généralement acceptée; mais à côté se produisirent d'autres opinions. M. Ch. Robin (1) pense que l'urée est le résultat de phénomènes de désassimilation. « L'absence de méthode dans la la manière d'envisager les actes de l'organisme, la confusion entre les propriétés des éléments et des tissus et les fonctions, ont conduit à une hypothèse erronée sur la formation de l'urée.

Considérant les produits de l'organisme comme un résultat de l'accomplissement des fonctions, tandis qu'ils dépendent, au contraire, de l'état des propriétés de nutrition, les chimistes ont pris à tort ce principe pour un produit de combustion des substances azotées, qui serait opéré par la fonction de la respiration. Mais il ne se produit rien dans cet acte, où, comme dans l'urination, il n'y a qu'expulsion de principes formés pendant la désassimilation nutritive. Or, l'urée, ainsi que nombre d'autres principes de la même classe, naît par catalyse dédoublante durant la désassimilation, l'un des côtés du double acte continu de nutrition. » (1).

M. Bouchardat pense également que l'urée et l'acide urique prennent naissance dans l'acte de la désassimilation.

Mais dans qu'elle partie de l'économie se produisent cette oxydation ou ces dédoublements qui donneraient ainsi naissance à l'urée et à l'acide urique?

Avons-nous besoin de nous arrêter à l'hypothèse de quelques auteurs, qui ont prétendu que l'urée et l'acide urique se forment dans le rein? Les expériences de MM. Prévost et Dumas, et de M. Gréhant, qui après l'extirpation des reins ou la ligature des uretères virent l'urée s'accu-

(1) Dict. de méd. Robin et Littré, p. 1586.

muler dans le sang, en quantité égale à celle que les reins auraient excrété pendant le temps qui suit l'opération, suffisent à renverser cette opinion.

MM. Prévost et Dumas, comme nous l'avons vu plus haut, Muller, Cl. Bernard, pensent que l'oxydation des matières albuminoïdes a lieu dans le système capillaire.

Pour M. Wurtz, elle se fait dans l'intimité des tissus.

M. Ch. Robin localise dans le tissu musculaire la formation de l'urée, et celle de l'acide urique dans le tissu fibreux.

Enfin d'autres auteurs attribuent au foie cette fonction désassimilatrice.

Nous avons vu que la doctrine des pyrétologistes est souvent en contradiction avec les observations cliniques, que les variations dans la quantité d'urée excrétée ne suivent pas toujours les variations thermométriques; ces faits attirèrent l'attention de quelques auteurs. Des recherches furent entreprises pour déterminer, autant que possible, les maladies dans lesquelles il y a augmentation ou diminution de la quantité d'urée rendue dans les 24 heures, et on est arrivé à conclure que l'état du foie joue un rôle important dans ces variations.

Nous allons résumer les travaux qui ont fait considérer la glande hépatique, comme l'organe chargé de la fonction désassimilatrice.

Cette théorie reposant, non pas sur les expériences de laboratoire, mais essentiellement sur des faits cliniques, n'est entrée dans le domaine de la discussion que dans ces dernières années, elle n'est cependant pas tout à fait nouvelle, et si on cherche à reconstituer l'histoire de la question, on voit qu'un certain nombre d'auteurs avaient admis soit d'une façon absolue, soit à titre d'hypothèse, l'opinion que le foie peut avoir une influence dominante sur la production de l'urée et de l'acide urique. Mais

l'attention des médecins n'ayant pas été suffisamment appe-
tée sur ce sujet, ces faits passèrent inaperçus. C'est ainsi
que dès 1806, trente ans à peine après la découverte de
l'urée dans l'urine par Rouelle le jeune, Fourcroy et Vau-
quelin indiquent déjà les relations qui, pour eux, rattachent
les variations de l'urée aux troubles morbides du foie. Ils
notent que l'urine des ictériques peut renfermer une grande
proportion d'urée (1).

Rayer (2) écrit : « Rose a assuré, après des expériences
répétées, que l'urine des personnes affectées d'hépatite
aiguë ou chronique, ne contenait pas d'urée ; le Dr Henry
de Manchester a répété les expériences de Rose et les a
trouvées parfaitement exactes. »

On a prétendu, dit W. Prout (3), que l'urée n'existait
pas dans les urines des personnes atteintes d'hépatite.
Mais cette observation ne s'accorde nullement avec mon
observation propre, je crois au contraire, qu'en général il
y a plutôt excès d'urée qu'appauvrissement. »

Rayer arrive aux mêmes conclusions que Prout (4) :
« Dans quelques cas d'hépatite chronique, dit-il, avec induration du foie et dans plusieurs cas de cirrhose avec ascite,
sans ictère, j'ai toujours vu l'urine rare, fortement colorée
en rouge, donner une masse abondante de nitrate d'urée,
lorsque après l'avoir évaporée en consistance sirupeuse, on
la traitait par l'acide nitrique. »

La relation, qui existe entre les altérations du foie et les
modifications que subit le taux de l'urée, se trouve mentionnée également dans un mémoire de Prévost et Dumas (5) :
« Tous les chimistes savent, disent-ils, que l'urine des ma-

(1) Mém. de l'inst., t. VI, p. 569.
(2) Rayer. Traité des maladies des reins, t. II, p. 84.
(3) Prout. Traité de la gravelle, traduit chez Seinnot, 1822.
(4) Rayer. Traité des maladies des reins, t. I, p. 84.
(5) Annales de chimie et de physique, t. XXXIII, p. 100

lades affligés d'hépatite chronique contient peu ou point d'urée, ce qui semble prouver que les fonctions du foie sont nécessaires à sa formation ».

Encore en France, dès 1846, M. Bouchardat (1) affirme cette relation d'une façon plus nette. A propos d'une observation très-curieuse d'augmentation du chiffre de l'urée, survenue dans le cours d'une affection hépatique, cet auteur émet l'opinion « qu'il existe certainement une relation qu'on trouvera un jour entre les fonctions du foie et la production de l'urée. »

En 1867, une observation nouvelle fournit à M. Bouchardat l'occasion (2) de revenir sur cette idée et son travail est plus complet sur ce point que ne l'a été ultérieurement celui de Meisner. Il reconnaît, en effet, que certaines lésions du foie produisent une augmentation de la production de l'urée, tandis que d'autres lésions du même organe, en déterminent la diminution. Meisner ne paraît connaître que les faits du second groupe (Charcot).

En 1869, dans son remarquable mémoire sur les conditions principales de la production de l'urée dans l'économie vivante, le savant professeur d'hygiène revient sur l'importance à accorder au foie dans la production de l'urée, en se basant sur l'étude du phénomène non-seulement chez les ictériques, mais encore chez les glycosuriques fortement atteints (3).

En 1855, Fulver et Ludwig (4) avaient cherché à démontrer que l'urée provient de la décomposition des globules du sang : « Le sang et en particulier les globules, sont soumis à une rénovation incessante; chaque digestion apporte une nouvelle quantité de globules, surtout des glo-

(1) Annuaire de thérapeutique, 1846.
(2) Annuaire de thérapeutique, 1867, p. 254.
(3) Annuaire de thérapeutique, 1869, p. 240-246.
(4) Archiv für physiologisch Heilkunde, 14 jahry, 1855, p. 314 et 491.

bules blancs ; ceux-ci se détruisent rapidement. Leur apparition précède l'augmentation de l'urée après la digestion, et celle-ci survit un peu à leur disparition. Ce seraient ces globules, en se détruisant, qui donneraient naissance à l'urée. Pendant l'inanition, les globules se formeraient aux dépens des tissus eux-mêmes et leur destruction expliquerait la persistance de l'urée après que l'individu ne se nourrit plus. »

Cette opinion fut admise par Meisner, qui localisa dans le foie cette destruction des globules, et la formation de l'urée aux dépens de ces globules détruits. Cyon cherche à résoudre expérimentalement la question en dosant la quantité d'urée contenue dans la veine, porte et celle qui se trouve dans les veines sus-hépatiques des chiens (1).

Dans une première expérience le sang contenait : avant le passage dans le foie 0,09 d'urée $0_{[0}$.

Après — 0,14 — —

Dans une deuxième expérience le sang contenait avant son passage dans le foie 0,08 d'urée $0_{[0}$.

Après avoir passé une fois 0,14 — —

Après avoir passé quatre fois 0,176 — —

Murchison pense que le foie est chargé de l'importante fonction d'accomplir la destruction et la dépuration du sang, en décomposant la matière albumineuse qui provient de la nourriture ingérée et des tissus, et en formant l'urée et l'acide urique éliminés par les reins (2).

Pour lui, il est démontré que le foie joue un rôle important dans la formation des matières azotées, excrétées par les reins. En effet :

« 1° Il est un fait bien connu, c'est que parmi les signes les plus constants des troubles fonctionnels du foie, on

(1) Centralblatt, 1870, p. 580.
(2) On functional dérangements of the liver. London, 1874, p. 15 et 17.

trouve la formation imparfaite de l'urée, prouvée par l'augmentation du dépôt d'acide urique ou d'urate et d'une matière colorante foncée intimement unie à l'acide urique. »

« 2° Quand une partie importante du foie a été détruite par la maladie, l'urine éliminée est considérablement diminuée, ou même l'urée disparaît. »

" 3° L'urée existe en qnantité considérable dans le foie et elle y est formée, comme le prouvent les expériences de Heynsius et Stokvis (1), Meisner, Cyon, etc.

M. Bouchardat, comme nous l'avons déjà dit, constate, non-seulement que certaines lésions du foie produisent une diminution de l'urée, mais encore que certaines autres lésions peuvent en déterminer l'augmentation (2).

Dernièrement en France, M. Brouardel, dans un remarquable travail publié dans les *Archives de physiologie* (1876), vient confirmer l'opinion de M. Bouchardat, et les conclusions de Murchison. Aux faits rapportés par les auteurs allemands et anglais, il ajoute des preuves incontestables basées sur l'observation clinique.

Notre maître, M. Charcot, prête à cette théorie l'appui de sa grande autorité. Il insiste longuement, dans ses leçons, sur la relation qui existe entre les altérations du foie et les modifications de l'urée (3).

S'appuyant sur leurs recherches, MM. Bouchardat, Murchison, Charcot, Brouardel, etc., ont été conduits à considérer le foie comme la source, le foyer principal de la production de l'urée et de l'acide urique destinés à être éliminés par les reins.

Tant que le parenchyme hépatique est sain, la fonction reste normale, et le mouvement fébrile, loin de la ralentir, ne fait que l'exalter ; c'est ce qu'on observe dans les

---

(1) Hollandische. Arch. Bandi, p. 303.
(2) Annuaire de thérapeutique, 1867.
(3) Leçons sur les maladies du foie.

fièvres franches. Le foie, au contraire, souffre-t-il, les produits de la désassimilation organique, qui devraient aboutir à l'urée, sont imparfaits, et remplacés par des résidus incomplètement oxydés, tels que l'acide urique, la leucine, et la tyrosine.

Des faits publiés, on peut conclure, croyons-nous :

1° Lorsque le foie n'est atteint que superficiellement, sans aucune altération dans sa structure, dans ces cas un simple trouble fonctionnel, une hypérémie passagère, exagère ses fonctions physiologiques, active les combustions interstitielles, ce qui se traduit par une augmentation de l'urée et de l'acide urique.

Dans cette classe d'affections on peut ranger l'ictère simple, la congestion hépatique, l'ictère spasmodique, etc.

2° Lorsque le foie, à la suite de congestion intense, prolongée ou répétée, éprouve un dérangement fonctionnel permanent, sans que toutefois cette perte de son intégrité aille jusqu'à la destruction partielle ou complète de l'organe, il en résulte une oxydation insuffisante des matières azotées, et une production exagérée d'acide urique. (Hypertrophie chronique du foie chez les goutteux.)

3° Lorsque, enfin, une partie ou la totalité de la glande hépatique est entièrement désorganisée, les combustions organiques, n'arrivant plus toutes jusqu'à l'urée, ni même à l'acide urique, les produits de la désassimilation sont la leucine et la tyrosine.

Dans cette classe on peut ranger les lésions diffuses, qui affectent la totalité de l'organe, telles que l'atrophie jaune aiguë (1), la cirrhose vulgaire, la dégénération granulo-graisseuse, etc., et les lésions limitées telles que le cancer, les kystes hydatiques, l'abcès des pays chauds, etc. Dans

---

(1) Frerichs. Traité des maladies du foie, p. 260.— Bouchard. Gaz. hebd. 1876, p. 85. — Murchison. Diseases of the liver, p. 231.

ces derniers cas, il y a un rapport direct entre la diminution de l'urée et l'étendue de la lésion (1).

A cette catégorie appartient aussi une simple lésion
fonctionnelle transitoire du foie, celle qu'il subit dans la
colique de plomb, et qui se traduit par une diminution de
toutes les dimensions de l'organe (Potain) et peut amener
momentanément une diminution prononcée du chiffre de
l'urée (Brouardel).

On entrevoit déjà l'importance capitale de ces décou-
vertes au point de vue de la pathogénie de la goutte.

On connaît, comme l'a très-bien démontré Garrod,
l'action prédominante de l'acide urique accumulé dans le
sang sur le développement de la goutte. Il est donc évident, si la théorie qui place la fonction désassimilatrice
dans le foie est vraie, que la goutte, dans les cas où elle
est produite par une exagération dans la production de l'a-
cide urique, devra s'accompagner d'une lésion fonctionnelle du foie, comme elle s'accompagne d'une altération
du rein dans les cas de rétention de ce même acide urique.

Il était donc intéressant de rechercher si des altérations
particulières du foie ont été décrites chez les goutteux. Il
faut avouer que le résultat de ces recherches n'est pas
aussi concluant qu'on pourrait le désirer, mais il faut remarquer aussi que jusqu'à ce jour l'attention des médecins
n'étant pas attirée sur l'altération possible du foie, et d'autre part les autopsies des goutteux étant rares, bien des
faits ont dû passer inaperçus. Nous possédons cependant
un certain nombre de documents mentionnant dans la
goutte l'existence de lésions hépatiques fonctionnelles assez
accusées.

Ainsi, comme le dit M. Charcot, tous les bons auteurs
qui ont écrit sur la goutte n'ont pas manqué de citer la

(1) **Thèse de M. Fouilhoux, 1874.**

présence, à titre d'accidents prémonitoires des accès, d'une tuméfaction passagère du foie, marquée par le développement de l'hypochondre droit et les signes ordinaires révélés par la percussion et par la palpation.

W. Gairdner, dans son traité de la goutte (p. 171), est sous ce rapport très-explicite.

Avant lui Scudamore, dans son traité de la goutte, parle à plusieurs reprises de l'état du foie. Nous ne résistons pas à l'envie de citer quelques passages ; ainsi p. 76 : « Une surabondance du sang dans le système général est certainement un résultat de l'influence combinée des trois précédentes causes éloignées (études sérieuses, nourriture animale, liqueurs fortes), et paraît, autant que je l'ai observé, être la condition la plus préparatoire à l'opération des causes excitantes. Cette forme de pléthore, qui est jointe à une congestion dans la circulation du foie, peut certainement être considérée comme particulière dans la production de la goutte. » Et plus loin : « Le procédé important de l'œuvre de la digestion commence seulement dans l'estomac, la suite de cette fonction si importante a lieu dans le duodénum et comprend la propre action sécrétoire du foie et la saine influence de la bile..... Une interruption morbifique dans quelque partie de cette suite de fonctions peut devenir une cause prédisposante ou excitante de la goutte. »

Et encore page 85 : « J'ai reconnu dans plusieurs circonstances qu'un état dyspeptique et bilieux se présentait comme préliminaire plusieurs semaines avant la première attaque de goutte et dans de telles circonstances, le malade s'est aperçu qu'il grossissait graduellement, étant oppressé de l'estomac et très-affecté de sensations nerveuses. Dernièrement, j'ai vu un monsieur attaqué d'un premier accès de goutte, qui, depuis deux ou trois mois, souffrait d'une obstruction du foie, avec beaucoup de symptômes subsé-

quents de dérangements de l'estomac et du canal alimen-
taire. »

Enfin, pour terminer, citons un passage bien frappant
dans lequel Scudamore semble entrevoir l'influence du foie
sur le développement de la goutte, page 348 : « Le cas suivant de goutte est un exemple de plus de la *fréquence remarquable* d'accès, même dans une diathèse qui fut entièrement acquise, naissant principalement de l'influence
d'un état morbifique du foie, et indiquant conséquemment
que, dans ces exemples, notre seule méthode de traitement
pour la goutte doit consister dans l'emploi des moyens qui
sont les plus convenables pour ramener le foie à l'état sain,
etc. »

M. Galtier-Boissière rapporte comment il a maintes fois
observé sur lui-même cet accroissement temporaire du volume du foie qui prélude aux accès.

Martin-Magron et Trousseau (loc. cit.) ont aussi insisté
sur la tuméfaction préalable du foie à l'approche d'un accès.
D'autre part, on sait par les recherches de Garrod, que
l'accroissement de la proportion d'acide urique dans le sang
commence à se produire dans la période qui précède l'apparition des accès de goutte, car ce n'est que dans les cas
de goutte invétérée que l'uricémie existe d'une façon permanente, c'est-à-dire que l'augmentation de l'acide urique
se produit en même temps ou peu après que la tuméfaction
hépatique.

Après les dernières recherches sur la physiologie pathologique du foie, il est bien difficile de ne voir là qu'une
simple coïncidence ; « il n'est pas possible de ne point reconnaître l'existence d'une relation entre les deux phénomènes. Selon toute probabilité, c'est en conséquence de la
lésion fonctionnelle du foie que l'acide urique, formé là en
excès, s'accumule dans le sang et la saturation qui se pro-

duit ainsi, à un moment donné, paraît contribuer à pro-
vôquer le développement de l'accès. » (Charcot.)

Cette théorie, qui fait jouer un rôle si considérable au
foie, dans la pathogénie de la goutte, a été surtout remar-
quablement exposée par M. Murchison dans ses leçons sur
les lésions fonctionnelles du foie « Gout, like diabetes, is
the résult of a fonctionnal derangement of the liver » (1).
M. Charcot, comme on le voit dans ces quelques lignes de
lui, citées plus haut, tend évidemment à adopter cette opinion. Le savant professeur y revient, du reste, à plusieurs
reprises; nous aurons encore l'occasion de lui emprunter
des passages où cette idée est nettement exposée, malgré
certaines réserves.

Nous nous rangeons à l'opinion de MM. Murchison et
Charcot. Nous pensons comme l'éminent professeur de
Paris « que certaines lésions fonctionnelles du foie ont
pour résultat de produire la lithémie et consécutivement,
quelques circonstances aidant, la goutte proprement dite.
Celle-ci devra survenir, à titre d'affection symptomatique,
consécutive à diverses lésions matérielles du parenchyme
hépatique qui, sans supprimer le fonctionnement régulier
de l'organe, sont capables pourtant de le modifier profondément. » (Charcot, p. 108).

Un des premiers effets de cette affection goutteuse ainsi
engendrée sera de déterminer une néphrite granuleuse ;
celle-ci deviendra plus tard cause adjuvante, en provo-
quant la rétention de l'acide urique, qui alors « s'accumule
dans le sang sous forme d'urate de soude, et paraît être,
au moins pour une part, la raison des dépôts tophacés
qui, chez les sujets atteints de goutte chronique, se forment
en abondance dans les jointures, autour des jointures et sur
diverses parties du corps. » (Charcot, maladies du foie et
des reins, p. 320.)

(1) Diseases of the liver, p. 71.

Telle nous paraît être, en résumé, la marche de la goutte ordinaire. Tout autre est, à notre avis, le processus de la goutte saturnine. Nous avons la ferme conviction que la néphrite interstitielle, résultat si fréquent de l'intoxication plombique, ainsi que nous l'avons vu en traitant de l'anatomie pathologique du rein, doit être considérée dans l'espèce comme la cause première, la cause déterminante de la goutte saturnine. MM. Ollivier et Lancereaux ont démontré, l'un par des expériences, l'autre par des autopsies, que le plomb agit directement sur le tissu rénal, en déterminant une sclérose de l'organe. Un résultat immédiat de celle-ci est de limiter le pouvoir excréteur du rein, l'acide urique, moins soluble que l'urée, ne s'élimine plus que dans des proportions insuffisantes et s'accumule dans le ang, comme l'a si bien montré Garrod (loc. cit.).

De l'uricémie à la diathèse goutteuse, il n'y a pas loin ; qu'une cause excitante quelconque, excès, impression du froid, traumatismes, etc., vienne à agir sur un organisme ainsi imprégné d'acide urique et l'état goutteux est constitué. Tel nous paraît être le processus de la goutte saturnine. C'est assez dire que nous considérons la lésion rénale comme cause suffisante et nécessaire de la maladie ; si dans l'espèce, la lésion fonctionnelle du foie, a une action, nous pensons qu'elle est simplement adjuvante.

Cette opinion nous l'avons acquise, dans nos nombreuses lectures sur le sujet qui nous occupe, et malgré la conviction que nous avons de sa véracité, nous aurions peut-être hésité à l'exposer aussi franchement, si nous n'avions pu nous appuyer sur l'autorité d'un maître, dont la compétence sur la question, est si grande.

Voici, en effet, ce que nous lisons dans les leçons de M. Charcot (1), nous copions textuellement: « Rien de

(1) Charcot. Loc. cit., p. 320.

mieux démontré, en effet, que l'existence fréquente de la néphrite granuleuse chez les saturnins. Ce fait, mis en relief chez nous par MM. Ollivier et Lancereaux paraît bien établi par les statistiques anglaises. C'est vraisemblablement à cette action particulière du plomb sur le rein, dont le premier effet est de déterminer la rétention de l'acide urique dans le sang, qu'est due la fréquence de la goutte tophacée chez les saturnins. Cette coïncidence, remarquée par Garrod, a été établie encore par mes observations, puis par celles de MM. Potain, Bucquoy, etc., etc. La goutte des saturnins, d'après ce que j'ai vu, ne paraît différer de la goutte ordinaire que par la plus grande rapidité de son évolution, l'abondance des dépôts tophacés, et l'existence pour ainsi dire nécessaire des lésions rénales. »

Cette manière de concevoir la pathogénie de la goutte saturnine, n'est-elle pas d'ailleurs, bien propre à expliquer les différences symptomatiques essentielles, qui existent entre la goutte saturnine et la goutte ordinaire, c'est-à-dire, le passage rapide à l'état chronique et l'abondance des dépôts tophacés.

Garrod a démontré que l'accumulation d'acide urique dans le sang, n'existe d'une façon permanente que dans la goutte invétérée, dans la goutte ancienne, tandis qu'au début elle ne s'observe que pendant la durée de l'accès, et n'existe pas dans les intervalles. Voici, croyons-nous, comment se produit cette uricémie confirmée et permanente. Sous l'influence de l'hérédité ou d'excès de table et de boissons, il se produit de fréquentes congestions hépatiques ; celles-ci déterminent momentanément une production exagérée d'acide urique qui, dans certaines circonstances, peut provoquer une attaque de goutte. Mais ce passage fréquent d'acide urique en quantité anormale dans le rein, produit à la longue dans cet organe une altération qui peut aller jusqu'à la sclérose. La néphrite interstitielle

étant produite, l'acide urique ne s'élimine plus en quantité suffisante, l'uricémie permanente est constituée; dès
lors la goutte chronique, invétérée, est bien définitivement
établie, et les dépôts tophacés se produisent alors abon-
damment et rapidement.

Or, dans l'intoxication saturnine, l'action du plomb sur
le rein est rapide ; la néphrite interstitielle existe avant
même l'apparition de la goutte. La première période de la
goutte ordinaire n'existe pas ici, c'est-à-dire qu'on ne voit
pas cette intermittence dans l'accumulation de l'acide
urique, l'uricémie est permanente dès le début, la goutte
saturnine, qu'on nous passe l'expression qui rend bien notre
pensée, est invétérée d'emblée, et se montre dès le début
avec tous les caractères de la chronicité.

Cette opinion se trouve également confirmée par les
remarquables expériences de Zalesky (1). Cet observateur
lie les deux uretères, chez des pigeons, des oies et des cou-
leuvres. Après la mort, qui survient au bout de deux ou
trois jours, on constate les altérations suivantes. 1° Les
reins sont affectés en premier lieu, avant tous les autres
organes, et c'est là que les lésions se montrent toujours le
plus prononcées. Les canalicules urinifères sont, dans la
substance tubuleuse, oblitérés et distendus par des amas
d'urates à l'état concret. Des masses uratiques solides remplissent le calibre des uretères au-dessus des ligatures ;
2° Les membranes séreuses (le péritoine au niveau du foie
principalement et sur l'estomac; le péricarde) sont parsemées de plaques blanches qui, examinées au microscope,
paraissent composées de noyaux uratiques amorphes
autour desquels rayonnent de fines aiguilles cristallines.
Bon nombre de ces amas siégent dans la cavité des vaisseaux lymphatiques qu'ils obstruent tandis que les vais-

____

(1) Untersuch. ueber den urämisch. Process. Tubing, 1865.

seaux sanguins restent perméables, ; 3° La capsule du foie est farcie de dépôts uratiques ; ceux-ci font défaut, au contraire, dans les profondeurs de l'organe, ou, s'il s'y produisent, il épargnent les cellules hépatiques et occupent exclusivement la trame conjonctive. 4° Ces dépôts d'urate se voient quelquefois dans la cavité des petites ramifications bronchiques. 5° On en observe souvent en grand nombre sur l'endocarde, principalement aux appareils valvulaires, et dans les parois musculaires du cœur. 6° La plupart des jointures présentent des accumulations d'urate de soude qui siégent dans la cavité articulaire et quelquefois, en outre, à l'extérieur des capsules fibreuses. 7° Le sang renferme une forte proportion d'acide urique, et après la mort on trouve dans les caillots du cœur et des gros vaisseaux de petits grumeaux d'urate de soude ; la bile aussi est chargée d'urate de soude qui, dans la vésicule du fiel, se sépare sous forme coucrète.

Pourquoi la goutte n'est-elle pas plus fréquente chez les individus atteints de néphrite interstitielle ? Nous l'ignorons absolument.

CHAPITRE V,

DIAGNOSTIC. — PRONOSTIC. — TRAITEMENT.

Nous avons insisté déjà bien longuement sur les chapitres qui précèdent, le temps nous manque pour traiter celui-ci comme il le mérite.

Nous ne terminerons, cependant, pas ce travail sans dire quelques mots du diagnostic, du pronostic et du traitement, trois questions assurément bien intéressantes et qui suffiraient à elles seules pour remplir le cadre d'une thèse.

Diagnostic. Peut-on confondre la goutte saturnine avec l'arthralgie, la tumeur dorsale du carpe ou avec le rhumatisme ? Nous ne le pensons pas, trop de caractères différencient ces affections pour qu'un homme expérimenté puisse s'y méprendre. L'arthralgie comme la goutte, il est vrai, peut se montrer subitement et pendant la nuit, se localiser dans une seule articulation, être dilacérante, contusive, perforante, etc..., revêtir, en un mot, tous les caractères douloureux du véritable accès de goutte ; mais une observation un peu attentive permettra de reconnaître la véritable nature de l'affection. L'arthralgie, en effet, par son mode d'apparition, par sa localisation, par le caractère de la douleur, peut dans certains cas, rares encore, simuler une attaque de goutte, mais, d'un autre côté, elle est variable, mobile ; elle n'est accompagnée ni de chaleur, ni de gonflement, ni de fièvre ; l'œdème fait défaut, on ne voit pas non plus ni la rougeur si caractéristique, ni l'aspect pelure d'oignon, ni la distension des veines avoisinantes, ni la desquamation consécutive à l'accès, tous phénomènes qui donnent à la goutte une physionomie si spéciale, qu'il nous paraît bien difficile de la méconnaître lorsqu'on a eu l'occasion de l'observer une seule fois.

Nous n'insisterons pas non plus longuement sur diagnostic différentiel entre la goutte saturnine et la tumeur dorsale du carpe, lésion si bien décrite par M. le professeur Gubler. Cette dernière affection est caractérisée par un gonflement indolent, rarement accompagnée de rougeur (Mazelet), donnant le plus souvent au doigt explorateur la sensation de l'épaisissement des tendons extenseurs, pouvant varier de volume dans une même journée, parfois aussi elle est accompagnée de ténosite crépitante au niveau de l'avant-bras (Renaut, loc. cit., p. 91). Sont-ce là les caractères de la goutte, cette affection si douloureuse, que le moindre contact exaspère, et dont la rougeur est si caractéristique qu'elle suffirait presque à elle seule au diagnostic. N'avons-nous pas vu également que le poignet n'est jamais atteint dans les premières attaques de goutte, puisque, sur 46 cas, nous ne l'avons pas rencontrée une seule fois en ce point. Lorsque la goutte envahit cette articulation, c'est-à-dire à une période déjà avancée, il existe toujours soit des concrétions articulaires d'urate de soude, soit des tophus qui suffisent alors à déterminer la nature de l'affection.

Le rhumatisme articulaire aigu peut, dans certains cas, ressembler à une attaque de goutte. Dans l'un comme dans l'autre, les trois grands symptômes cliniques, douleur, gonflement, rougeur existent; mais certains autres phénomènes qui appartiennent à la goutte font défaut dans le rhumatisme et réciproquement. La rougeur de la goutte est vive, ardente, violacée; dans le rhumatisme elle est moins prononcée et d'apparence érysipélateuse. Dans cette dernière affection on ne rencontre ni œdème autour des articulations, ni gonflement des veines avoisinantes. Le rhumatisme articulaire aigu atteint presque toujours un certain nombre d'articulations et s'accompagne d'un appareil fébrile, beaucoup plus intense que dans la goutte. Dans celle-ci l'attaque est subite, violente, atroce ; dans celle-là, elle est lente, progressive et ne présente jamais le même degré d'acuité. Les phénomènes cardiaques aigus si fréquents dans le rhumatisme sont rares dans la goutte. Si enfin on peut rencontrer des dépôts tophacés d'urate de soude sur le malade, ou constater une augmentation d'acide urique dans le sang, il n'est plus guère permis de douter de l'existence de la goutte.

Le rhumatisme mono-articulaire idiopathique est rare, il est le plus souvent symptomatique d'une blennorrhagie, et dans ce cas la coexistence de l'affection uréthrale et de l'arthrite, les caractères particuliers à ce genre d'arthropathie, mettront sur la voie du diagnostic. Le rhumatisme blennorrhagique affecte particulièrement les gaînes tendineuses ou s'accompagne d'un épanchement abondant; c'est là un caractère qui à lui seul permettra de le différencier de la goutte.

Un cas peut se présenter, c'est la coexistence du rhumatisme blennorrhagique et de la goutte, dans ce cas plus difficile, cependant il est encore possible d'attribuer à chaque affection ce qui lui revient.

Voici l'observation d'un malade que nous avons prise à une époque où nous ne pensions pas faire notre thèse sur ce sujet; ce cas, encore présent à notre mémoire, est intéressant à rapporter; il nous montre un rhumatisme mono-articulaire présentant tous les caractères blennorrhagiques et survenu chez un individu qui avait eu antérieurement des accès de goutte saturnine.

OBSERVATION XLIII.

H..,, 50 ans, peintre en bâtiments, entre à l'hôpital de la Charité, service de M. Bouillaud, suppléé par M. Lancereaux, le 18 novembre 1875, salle Saint-Jean, n° 25.

Ce malade a eu plusienrs coliques de plomb, et depuis quelques années il a souffert d'attaques de goutte dans les petites articulations, principalement dans les gros orteils. Nous pouvons constater, en effet, que les articulations métatarso-phalangiennes des gros orteils sont déformées et présentent des craquements; en outre, sur la tête du premier métatarsien, on trouve des concrétions d'urate de soude, dont une est encore d'une consistance assez molle.

Le malade est emphysémateux, très-anémié, et présente sur le bord des gencives un liséré bien caractérisé; depuis longtemps céphalalgie intense.

Au commencement d'octobre il a contracté une blennorrhagie qui a été soignée par le cubèbe, le copahu et les injections astringentes. Dix jours après, il fut pris de douleurs très-vives dans le genou droit, ce qui l'obligea à entrer à l'hôpital le 18 octobre.

A son entrée, le genou est gonflé, douloureux, le siége d'un épanchement formant deux saillies sur le côté externe de la rotule ; choc de la rotule sur les condyles du fémur ; la jambe est dans la demi-flexion, l'épanchement assez considérable s'est formé dans les vingt-quatre heures. Repos, vésicatoires. Au bout d'un mois de traitement, guérison complète.

18 novembre. La maladie a récidivé avant-hier 16 novembre ; un nouvel épanchement s'est formé.

Les urines sont albumineuses, pâles, densité 0,1010 ; pas d'œdème, envies d'uriner.

Diagnostic : néphrite interstitielle.

27 novembre. Sous l'influence du repos et du traitement, amélioration très-manifeste de l'arthrite ; urines toujours albumineuses.

Du 28 novembre au 1ᵉʳ décembre. Douleurs dans les petites articulations ; urines peu abondantes. Pas d'œdème.

Il sort dans le courant de décembre, quoiqu'il ne soit pas tout à fait rétabli.

On voit, dans cette observation, que l'arthrite est accompagnée d'un épanchement très-abondant, ce qui n'a pas lieu dans le cas de goutte. La douleur existe bien, mais elle n'a pas le degré d'intensité qu'elle présente dans la goutte, La rougeur, loin d'être vive ou violacée, est à peine apparente. En un mot, on voit bien là une véritable arthrite blennorrhagique chez un individu frappé de goutte saturnine. Était-il plus particulièrement exposé par cette dernière affection à contracter le rhumatisme blennorrhagique ? c'est là une question que nous ne nous chargeons pas de résoudre.

Pronostic. On a dit autrefois : « La goutte est un brevet de vieillesse » ; malgré ce vieux dicton qui a pu consoler bien des goutteux, nous n'hésitons pas à déclarer qu'il ne saurait s'appliquer à la goutte saturnine. Cette dernière affection, en effet, est très-grave. En portant un pareil pronostic, nous ne considérons pas seulement les infirmités, qui vont faire du malade un malheureux à charge à sa famille ou réduit à aller terminer tristement son existence dans une maison hospitalière, nous envisageons un danger plus immédiat qui met continuellement les jours du malade en péril. Nous avons admis la néphrite interstitielle comme une cause nécessaire de la goutte saturnine; or, il est facile de comprendre que, dans de telles conditions, le malade sera toujours menacé d'accidents urémiques, qui, une fois développés, entraîneront rapidement la mort.

Sur nos 46 cas de goutte saturnine, on compte 10 **décès**, tous consécutifs à des accidents urémiques. Nous croyons inutile d'insister sur de pareils chiffres, ils suffisent à montrer que nous n'avons pas trop exagéré la gravité du pronostic.

Traitement. — Le traitement de la goutte a été le sujet de trop de discussions et de rapports présents encore à l'esprit de tous, pour que nous jugions utile d'en parler à notre tour. Que pourrions-nous dire qui n'ait été déjà éloquemment développé à la tribune de l'Académie ou dans de nombreuses brochures inspirées par des maîtres éminents? Du reste, malgré de brillantes discussions, les auteurs ne sont pas arrivés à se mettre d'accord sur le meilleur traitement à appliquer à la goutte. Mais si nous ne donnons aucune indication pour le traitement de l'accès, nous devons ajouter qu'il est bon d'employer quelques moyens hygiéniques et thérapeutiques pour soustraire, autant que possible, le malade à l'action du plomb et favoriser l'élimination du métal. Dans ce but, on peut administrer l'iodure et le bromure de potassium, prescrire les bains sulfureux, etc. On doit aussi combattre l'hypoglobulie en cherchant, par un régime tonique, à régénérer les globules sanguins.

On a encore préconisé l'iodure de potassium pour le traitement des dépôts tophacés.

Le médecin doit enfin recommander les plus grandes

précautions aux malades ; leur conseiller d'éviter les excès de toute sorte : veilles, fatigues, boissons; d'user des plus grands soins de propreté quand ils font usage du plomb afin de retarder, autant que possible, les terribles conséquences de leurs lésions organiques.

Nous donnons ici quelques observations de goutte saturnine, que nous n'avons pas eu l'occasion de placer dans le corps de notre travail. Elles sont intéressantes à consulter, et serviront à confirmer les questions développées précédemment.

OBSERVATION XLIV.

(Communiquée par M. Lancereaux.)

Zinler, âgé de 35 ans, peintre en bâtiments, entre à l'hôpital Saint-Antoine, service de M. Gombaud, le 22 janvier 1872.

Peintre depuis l'âge de 14 ans, ce malade prépare ses couleurs et fréquemment il ponce les boiseries qu'il doit peindre.

Il y a trois ou quatre ans, alors qu'il n'avait pas encore eu de coliques, il éprouva dans les genoux une douleur telle qu'il fut obligé de garder le lit pendant plusieurs jours.

Le malade prétend que, dans le mois de décembre 1870, il a remarqué de la faiblesse de la vue qui ne tarda pas à disparaître. Dans le même mois de 1871, cette faiblesse de la vue est revenue, et depuis lors elle s'est accrue graduellement.

En février 1871, douleur dans le talon d'une durée de quelques jours.

14 février 1872. Depuis quelques jours, le malade se plaignait de céphalalgie; hier soir, elle était d'une plus grande intensité. Le malade a vomi plusieurs fois pendant la nuit. Il a uriné fréquemment, mais très-peu à la fois. Anémie très-marquée.

Le 15. Céphalée moindre. Un seul vomissement. Grande amélioration. La quantité d'urine rendue est de 1400 grammes environ, densité, 1010.

Le 16. Deux litres d'urine.

Le 17. Disparition complète de la céphalée.

Le 21. Vomissement hier soir; oppression, céphalée, fourmillement de la main gauche.

2 mars. Depuis hier, accès de goutte au gros orteil droit : gonflement, douleur, rougeur et œdème. Douleur légère au niveau de la
malléole externe.

Le 4. L'accès de goutte est un peu diminué. Urines assez abondantes et d'une densité très-faible.

Le 6. Le gonflement de l'orteil a presque disparu en même temps
que la douleur.

Hier à 2 heures après-midi, le malade a été trouvé sur le parquet
l'écume à la bouche, avec convulsions suivies de stertor.

Ce matin, il ne se souvient de rien. Il nous fait remarquer qu'il
s'est mordu la langue. Intelligence normale. Le malade se trouve
relativement bien, à part un peu de céphalalgie.

Le 8. Epistaxis peu abondante. Céphalée. Deux litres d'urine.

Le 15. Depuis la veille, le malade se plaint d'épistaxis.

Le 18. Douleurs dans les genoux.

Le 19. L'examen des yeux fait par M. Giraud-Teulon ne révèle aucune altération rétinienne. Toutefois, les vaisseaux sont peu nombreux et peu volumineux. La vascularisation paraît moindre, de
sorte qu'il y a anémie et probablement tendance à l'atrophie du nerf
optique.

OBSERVATION XLV.

Edouard C..., 44 ans, entre dans le service du Dr Wilks, le 2 décembre 1868. Cet homme était broyeur de couleurs et avait été en-
gagé à ce travail pour six ans. Pendant ce temps, nombreuses coliques de plomb. Une fois, dit-il, il eut une attaque de rhumatisme
fébrile.

Plus tard, il fut traité par le Dr Wilks pour une attaque de goutte
dans le poignet. Paralysie des extenseurs.

A son entrée, atrophie des muscles interosseux, les doigts sont flé-
chis sur eux-mêmes. Liséré bleu des gencives. Ascite. Jambes et scro-
tum œdématiés. Pas d'albumine. Abdomen très-distendu. Dyspnée
intense ; ponction.

Mort le 27 février 1869.

L'*autopsie* fut faite avec le plus grand soin, et dans tous les détails.
Nous ne citons que ce qui a rapport à notre sujet :

Reins petits, subtance corticale pour ainsi dire détruite. Quelques
petits kystes. Pyramides normales. Dépôts d'urate de soude. Concrétions goutteuses dans les articulations (1).

(1) Saturnin Gout. Wilks, loc. cit.

Observation XLVI.

Grosjean (Paul), âgé de 32 ans, employé dans une fabrique de céruse, entre le 24 novembre 1877 dans le service de M. Ollivier, salle Saint-Henri, n° 4.

Pas d'antécédents héréditaires : père et mère bien portants.

Il entre dans une fabrique de céruse au mois d'août 1874.

Quatorze mois après, en septembre 1815, premières coliques de plomb, douleurs dans les articulations des genoux. Il présentait en même temps une paralysie de tout le côté gauche, à l'exception de la face, avec perte complète de la sensibilité tactile à la piqûre et à la température. Il resta en traitement pendant quarante-deux jours dans le service de Moutard-Martin, à Beaujon.

Au mois de février 1876, nouvelle attaque de coliques très-vives ; le malade entre de nouveau, pendant dix-sept jours, à Beaujon.

Rien du côté des articulations ; le côté gauche est toujours paralysé.

Au mois de juin 1877, douleurs très-vives dans les pieds et les genoux, en même temps que coliques ; il entre à Lariboisière, salle Saint-Vincent-de-Paul, et son séjour est de longue durée.

Il y a quinze jours, il fut repris de douleurs très-vives dans l'articulation du gros orteil, dans le genou et le cou-de-pied ; cette douleur, qui empêchait tout sommeil, était accompagnée de gonflement et d'une rougeur intense. Le malade fut obligé de garder le lit. Il avait beaucoup de céphalalgie, principalement la nuit.

Etat actuel. Il entre dans le service le 24 novembre. Liséré caractéristique sur le bord libre des gencives, les ongles sont ardoisés. Douleurs dans les articulations des genoux et les cous-de-pied. On entend des craquements à petits grains dans les genoux. Le malade a une hémi-anesthésie des membres inférieurs et supérieurs du côté gauche. Sa vue s'est affaiblie depuis quelques années, mais surtout depuis qu'il est à Clichy. Pas d'albumine dans les urines. Pouls, 72.

A son entrée à l'hôpital il y avait également anesthésie du côté droit, mais elle a disparu, tandis qu'elle est complète depuis longtemps à gauche. Les troubles moteurs étaient en rapport avec ceux de la sensibilité. Notons que le malade est gaucher.

2 décembre. La sensibilité et la motilité sont revenues en partie, mais il existe encore une différence très-grande entre le côté droit et le gauche.

Le 25. On applique un vésicatoire sur le genou gauche. La sérosité ne paraît pas contenir d'urate de soude.

Le 28. Le malade ne ressent plus de douleur au gros orteil, mais il a été pris pendant la nuit d'une vive douleur au pouce de la main gauche.

Dans l'observation qui précède, la sérosité d'un vésicatoire, examinée par le procédé de Garrod, n'a pas donné de cristaux d'acide urique. Mais cela ne saurait prouver qu'il n'en existe pas en quantité anormale dans le sang, cela prouve simplement que cette quantité anormale n'est pas très-grande.

Paris. — A. PARENT · imprimeur de la Faculté de Médecine, rue M.-le-Prince, 29-31.

TABLE DES CHAPITRES

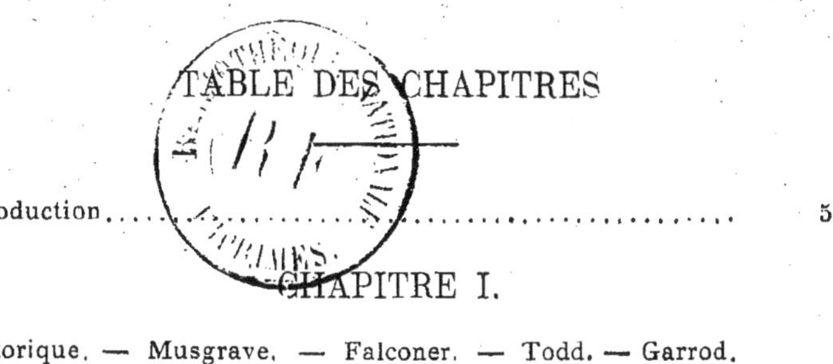

Paris. — A. PARENT, imprimeur de la Faculté de Médecine, rue M.-le-Prince, 29-31.

BIBLIOTHEQUE NATIONALE DE FRANCE
3 7531 02946488 1